Conserver la Couverture !

LE MAL

DE MAUPASSANT

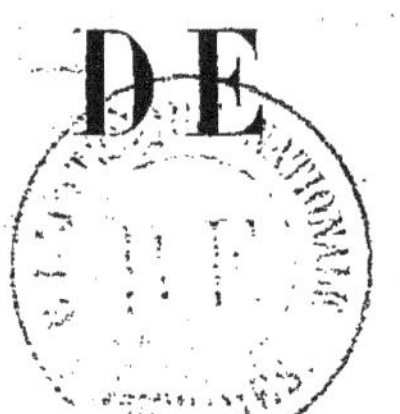

PAR

Le Dr Maurice PILLET

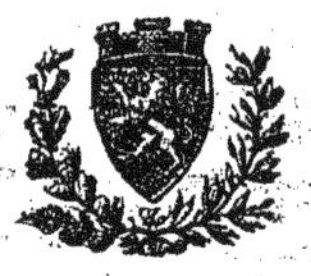

GRANDE LIBRAIRIE MÉDICALE, SCIENTIFIQUE ET INDUSTRIELLE

A. MALOINE

PARIS
Rue de l'Ecole-de-Médecine, 25

LYON
6, Rue de la Charité

1911

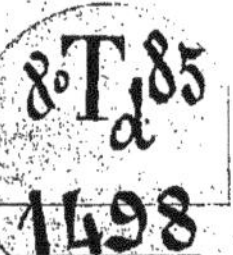

LE MAL DE MAUPASSANT

Lyon. — Imprimerie A. Rey et Cie, 4, rue Gentil. — 58278

LE MAL
DE MAUPASSANT

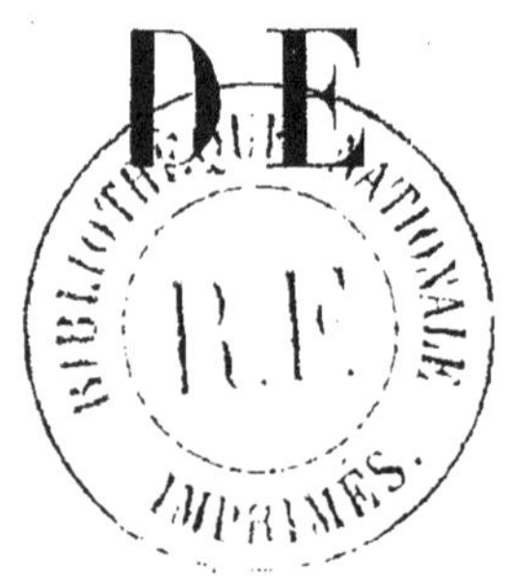

PAR

Le Dr Maurice PILLET

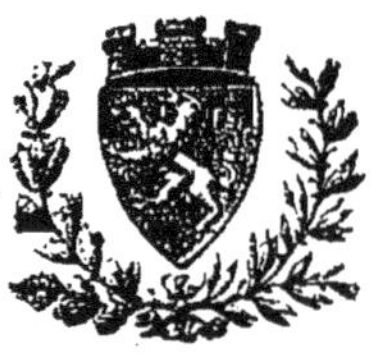

GRANDE LIBRAIRIE MÉDICALE, SCIENTIFIQUE ET INDUSTRIELLE

A. MALOINE

PARIS	LYON
Rue de l'Ecole-de-Médecine, 25	6, Rue de la Charité

1911

Je dédie ce travail à la mémoire de mon père.

Je l'ai écrit pour les médecins et non pour le public.

Je remercie M. le professeur Pierret de m'avoir fait mieux comprendre l'âme de Maupassant en m'expliquant sa maladie.

MAURICE PILLET.

LE MAL DE MAUPASSANT

Quelques médecins déjà ont étudié avant nous la vie de Guy de Maupassant. Nous devrions plutôt dire qu'ils ont étudié sa mort, car ces auteurs se sont occupés surtout de la folie qui termina l'existence du grand nouvelliste et, en particulier, M. le Dr Lagriffe[1] a excellemment mis en relief tous les symptômes par lesquels se manifesta la terrible affection qui emporta l'auteur normand.

Mais nous croyons justement que ce fait d'avoir eu surtout en vue la maladie terminale a fait courir aux différents auteurs ce double risque : ou bien de négliger les autres manifestations pathologiques de la vie de Maupassant, ou bien de toutes les attribuer à cette maladie dernière.

C'est pourquoi nous avons voulu reprendre page à page le livre de la vie de Guy de Maupassant, dans le but de noter exactement toutes les manifestations dont il fut atteint et aussi dans le but de différencier, s'il est nécessaire, celles de ces manifestations qui relèvent de la maladie terminale, de celles qui peuvent relever d'autres causes pathologiques. En d'autres termes,

[1] Dr Lagriffe, Guy de Maupassant. Etude de psychologie pathologique (*Annales médico-psychologiques*, 1908-1909).

nous avons voulu faire une histoire complète de la vie pathologique de Guy de Maupassant.

Et alors, en conduisant notre étude à ce point de vue, nous avons été amené à constater, chez Maupassant, la présence inattendue d'un tempérament spécial, d'un tempérament le prédisposant plus particulièrement aux manifestations névropathiques, tellement que nombre des symptômes présentés par lui doivent être attribués à son tempérament propre.

Nous sommes arrivé à cette conclusion, en nous basant surtout sur la présence d'un symptôme, qui a pris à nos yeux une importance capitale et a été pour nous un véritable signe révélateur, alors qu'il a été passé sous silence par les biographes précédents, nous voulons parler des migraines de Maupassant.

Guy de Maupassant souffrit en effet toute sa vie de ce mal vulgaire et bien connu : la migraine. C'est un fait que nous démontrerons.

Or ce n'est pas là une constatation banale. Bien au contraire, de quelle importance n'est-elle pas si nous considérons avec la généralité des auteurs actuels que la migraine n'est pas autre chose qu'une modalité des épilepsies ?

Et, si l'on veut bien admettre alors, pour un instant, que Guy de Maupassant eut à subir les atteintes de la névrose sacrée, un jour tout nouveau ne va-t-il pas se lever, peut-être, sur les manifestations étranges relevées dans sa vie, aussi bien sur certains symptômes physiques que sur les manifestations purement mentales que l'on y signale : comme ses hallucinations, ses obsessions, ses impulsions et ses phobies ?

Et même, peut-être, chacun ne sera-t-il pas déjà moins étonné de la méningo-encéphalite diffuse qui termina sa vie ?

Sans vouloir aller plus loin dans ces prévisions, nous indiquerons immédiatement que nous divisons notre travail en trois parties :

Dans la première, nous mettrons en relief ce fait essentiel que Guy de Maupassant fut bien atteint de migraine, de migraine vraie, de migraine névrose, et qu'il en souffrit toute sa vie.

Dans la seconde, nous rappellerons rapidement les relations des épilepsies et de la migraine, au triple point de vue étiologique, clinique et thérapeutique.

Dans la troisième enfin, de beaucoup la plus importante, nous étudierons, à la lumière de ces nouvelles notions, la vie, les maladies et la mort de Guy de Maupassant.

Avant de commencer ce travail, nous tenons à dire un mot du reproche souvent formulé que ces études psycho-pathologiques des hommes illustres manquent au respect dû à la mémoire de ceux dont elles racontent la vie. Même, nous avons reçu, au cours de nos recherches, une lettre d'un homme, illustre lui-même d'ailleurs, qui nous disait : « Je lirai avec intérêt votre travail, mais je vous désapprouve de l'écrire. »

Certes, nous n'eussions pas achevé cette étude si, dans notre esprit, un seul doute fût resté qu'elle était, par quelque côté, inopportune ou irrespectueuse.

Mais il ne nous apparaît pas comment c'est manquer de respect à quelqu'un que de rechercher les maladies dont il a eu à souffrir. La fistule de Louis XIV, par exemple, ne nous gêne pas pour nous le représenter assis sur son trône.

Nous disons au contraire que toute recherche est bonne quand elle peut, et c'est notre but, mieux expliquer une œuvre et mieux faire comprendre un génie. Mais nous nous abstiendrons volontairement de toute considération et de toute citation n'ayant pas cette raison d'être et nous avons le droit de dire alors que, si nous essayons aujourd'hui, à notre tour, de soulever un coin du voile, ce n'est pas conduit par une curiosité sacrilège, mais bien avec les mains aimantes du plus fidèle disciple et « le cœur inondé de respect ».

Et nous serions heureux également si, en racontant d'une façon aussi précise que possible la vie d'un de ces hommes prédestinés qui, d'âge en âge, artistes ou savants, laissent tomber un peu d'illusion ou de vérité sur nos têtes éblouies, nous pouvions, du même coup, apporter une modeste contribution à l'étude de cette modalité psychologique si discutée : le génie.

CHAPITRE PREMIER

Guy de Maupassant naquit le 5 août 1850, au château de Miromesnil, en Normandie. Après avoir passé sa jeunesse, mi au collège, mi à la campagne chez sa mère, il vint habiter Paris en 1870, alors que se terminait la guerre franco-allemande.

A Paris, il entre comme employé au Ministère de la marine et y reste dix ans, travaillant, s'amusant et canotant.

En 1880, il fait paraître *Boule de Suif* dans les *Soirées de Médan*, et le succès de sa nouvelle le décide à quitter l'Administration.

Puis c'est la période de production intense, de 1880 à 1890, pendant laquelle il écrit toutes ses œuvres, à raison de trois volumes par an en moyenne. Il voyage; il est illustre; c'est l'heure de gloire et de génie.

Mais voici déjà que l'heure du malheur est venue! Après l'année 1890, sa plume défaillante n'écrit plus rien; une maladie qui ne pardonne pas s'est abattue sur son cerveau; à demi fou, il erre des stations ordonnées par ses médecins à la mer réchauffante de la Côte d'Azur; puis c'est la fin rapide dans une maison de santé, à Paris.

Nous reprendrons, quand le moment en sera venu, chaque épisode de cette vie tourmentée. Pour l'instant, occupons-nous plus spécialement des migraines de Guy de Maupassant.

Les précédents auteurs ont, comme nous l'avons dit, négligé cette manifestation. En effet, M. Lagriffe la cite simplement, entre beaucoup d'autres symptômes, sur la fin de la vie de Maupassant et il n'en est pas tenu compte dans l'article de MM. Rémond et Voivenel[1], ni dans la thèse de M. Lacassagne[2].

Nous avons pu, au contraire, recevoir à ce sujet quelques témoignages intéressants.

C'est d'abord Mme H. Lecomte de Nouy qui a eu l'obligeante amabilité de nous écrire : « Pour ses mi-« graines, je me souviens que Maupassant s'en est « toujours plaint et c'est ce qui l'a entraîné à abuser « des stupéfiants. »

C'est aussi M. Pierre Giffard, ami de jeunesse de Maupassant, qui écrit spontanément dans le *Figaro* : « Ses « yeux, très bons, qui ne révélaient pas au premier venu « les migraines atroces dont le pauvre garçon souffrait « déjà fréquemment[3]. » L'auteur parle de l'époque où Maupassant était employé de ministère.

Voici un autre témoin également bien intéressant. C'est encore à M. Pierre Giffard que nous devons de l'avoir connu. Il s'agit de Mme Levanneur, une ancienne propriétaire de Maupassant. La vieille dame habite toujours la petite maison du bord de la Seine où Guy de Maupassant avait loué un appartement et dans laquelle, évadé aussitôt qu'il pouvait du Ministère de

[1] Rémond et Voivenel, *Progrès médical*, 30 mai 1908.

[2] Lacassagne, *la Folie de Maupassant*, thèse de Toulouse, 1908.

[3] *Supplément du Figaro*, Pierre Giffard, février 1908.

la marine, il venait se reposer après les longues promenades en canot.

« Je me rappelle fort bien de M. de Maupassant,
« nous dit-elle. Il partait avec ses amis ou seul dans
« son bateau et n'était jamais plus heureux que sur la
« Seine. Puis il montait dans sa chambre et écrivait.
« S'il avait des migraines? Ah! oui, le pauvre Mon-
« sieur. Ça le prenait subitement et il fallait qu'il se
« couche toute la journée. Sa figure devenait toute
« rouge. Il en avait souvent et il tenait toujours de
« l'éther chez lui, au cas où le mal de tête survien-
« drait. Ça sentait toujours l'éther chez lui. »

Voici maintenant le témoignage d'un autre ami de Guy de Maupassant qui, sans être médecin et ignorant tout de nos recherches, a tracé un tableau symptomatique extrêmement net d'une crise douloureuse à laquelle il assista. Ce témoin est M. Gistucci, professeur au lycée de Lyon, qui narra l'épisode suivant au cours d'une conférence faite par lui sur Guy de Maupassant, conférence qui fut publiée par la suite[1]. M. Gistucci nous a d'ailleurs confirmé de vive voix l'exactitude de sa description, ce dont nous le remercions vivement.

M. Gistucci raconte d'abord comment, la veille de la crise, Guy de Maupassant et lui étaient allés se baigner en mer. La chose se passe en 1880.

Guy se lança le premier à l'eau. Il nageait comme un Triton, avec une sorte de fureur (c'était, je crois, son

[1] *Le Pessimisme de Maupassant*, par Léon Gistucci, publication de l'Office social, Lyon, 1909.

premier bain dans la grande bleue); il piquait droit au large; bientôt je l'eus presque perdu de vue ; sa tête seule m'apparaissait comme un point, au ras des flots calmes, où il se « développait » avec délices. Au bout d'un quart d'heure, je le vis sortir de l'eau, heureux et ruisselant, s'étirer sur le sable, puis se relever d'un bond, souriant de bien-être, les cheveux dépeignés, la moustache humide et tombante.

Il avait, à ce moment, un air particulier d'allégresse et de force. J'en garde encore, à une si grande distance, comme une vision incomparable de grâce athlétique et de virile beauté. Quelques jours après, je devais avoir une impression bien différente.

Voulant lui faire mes adieux, car il allait partir, je vins le demander à l'hôtel où il m'avait donné rendez-vous. Le garçon me dit : « Monsieur est couché. » Mais, comme il avait reçu l'ordre de m'introduire, il me précéda sans bruit dans le couloir qui menait à la chambre que Maupassant occupait.

Il poussa la porte, et je demeurai saisi en voyant mon beau compagnon de « nage », **couché tout de son long sur son lit, la face pâle, congestionnée par places, la tête enveloppée de linges et les yeux clos...** Je m'avançai doucement et vins à son chevet. Il ouvrit les yeux, me tendit la main. Comme je m'excusais, faisant mine de me retirer, il m'arrêta d'un geste.

« Ce n'est rien, murmura-t-il, c'est la migraine. »

Et, avec un sourire, qui me parut douloureux, il m'invita à m'asseoir, à l'attendre, jusqu'à ce que la crise fût passée.

La crise ne passait pas...

Mon regard allait sans cesse, attristé, de la table où séchaient les feuilles manuscrites, portant la vive pensée de l'auteur, au lit, au banal lit d'hôtel, où il semblait agoniser...

Cette double « image » de Maupassant m'est restée gravée dans la mémoire. Elle m'est revenue bien des fois, plus tard, quand se déroula la suite des pénibles événements. J'avais vu là, par un effet du hasard, le taureau blessé (ou, comme devait dire Taine, le taureau triste) à côté de l'athlète superbe à mine d'Héraclès vainqueur.

Et M. Gistucci ajoute même :

Ici, une question se pose, question grave et délicate, encore pendante, malgré les multiples enquêtes auxquelles elle a déjà donné lieu : celle de l'hérédité dans la nature physique de Maupassant.

Voici encore quelques lignes intéressantes de François, valet de chambre de Maupassant, écrites par lui dans le récent volume de souvenirs qu'il vient de publier :

Hier, mon maître a eu la migraine et aujourd'hui il a les yeux rouges. Il ne se plaint pas, il sait souffrir; c'est à peine s'il prend un peu d'éther ou d'antipyrine pour ces grands maux de tête. Ce qu'il regrette le plus, ce sont les journées de travail perdues, car, à la suite de ces crises, il a besoin d'un repos absolu. Alors, je lui prépare des mets absolument légers; son estomac le tracasse aussi parfois, me dit-il, mais je le crois tout de même bon, puisque jamais il n'a manqué une digestion. Malgré cela, ses souffrances sont peut-être nerveuses [1].

Une autre fois, François rapporte ces paroles de Maupassant :

Je ne sais si c'est le voyage, mais j'ai une forte migraine. Je vais me faire une friction à la vaseline à la nuque et si, à 11 heures, cela ne va pas mieux, je respirerai un peu d'éther [2].

[1] In *Souvenirs sur Guy de Maupassant*, par François, Plon-Nourrit, 1911, p. 165.
[2] *Id.*, p. 47.

Enfin, Guy de Maupassant lui-même va nous servir de témoin. Voici, en effet, pour ne citer qu'un des nombreux passages de ses livres où il est question de migraines, que, dans *Sur l'Eau*, où il applique à lui-même ses procédés d'observation précise, Maupassant écrit :

Mais j'allai payer ma nuit sans sommeil. La migraine, l'horrible mal, la migraine qui torture comme aucun supplice ne l'a pu faire, qui broie la tête, rend fou, égare les idées et disperse la mémoire ainsi qu'une poussière au vent, la migraine m'avait saisi et je dus m'étendre dans ma couchette, un flacon d'éther sous les narines.

Pendant dix heures, je dus endurer ce supplice contre lequel il n'est point de remède et, le lendemain, alerte comme après une convalescence, je partis pour Saint-Raphaël.

Nous pourrions encore citer de nombreuses lettres de Maupassant et rapporter également d'autres témoignages, mais nous retrouverons plus tard les uns et les autres, et les faits déjà réunis prouvent suffisamment que Guy de Maupassant eut à supporter, toute sa vie, de violentes et très douloureuses crises affectant la tête.

Nous disons bien « toute sa vie », car la suite de cette étude montrera que ces crises, loin de diminuer, allèrent en augmentant avec le temps d'intensité et de fréquence. Et, pour ce qui est des années qui précédèrent l'arrivée de Guy de Maupassant à Paris, c'est-à-dire pendant son adolescence, s'il n'est pas possible d'apporter des faits positifs, c'est que toute documentation fait défaut jusqu'à ce moment-là.

Mais avons-nous le droit de dire que ces crises douloureuses étaient des migraines ?

Il suffirait, à la vérité, de s'en tenir sur ce sujet à l'affirmation de M. le professeur Pierret, qui a eu fréquemment l'occasion de rencontrer Guy de Maupassant. Or, pour M. le professeur Pierret, le diagnostic de migraine s'imposait et il ne saurait y avoir là-dessus le moindre doute.

Mais, dira-t-on cependant, si Maupassant fut atteint de syphilis, ces maux de tête ne pourraient-ils pas relever de cette dernière affection ?

Il n'y a évidemment rien d'impossible à ce que Maupassant, s'il fut syphilitique, ait souffert à un moment donné de céphalée spécifique. Mais cette hypothèse ne peut pas être admise pour ce qui concerne les crises spéciales dont nous parlons : « ces grands maux de tête » que Maupassant « savait souffrir », au dire de François, qui durèrent toute sa vie et qui ne présentèrent, au surplus, aucun des caractères de la céphalée spécifique.

D'abord, dans les deux seuls récits positifs qu'on

connaisse (celui de M. Gistucci et celui de Maupassant), la crise a lieu pendant la journée, contrairement à ce qui se passe pour la syphilis. Même Maupassant indique qu'elle commença le matin, comme il est classique de l'observer : « Mais j'allai payer ma nuit sans sommeil. » Il n'est pas besoin de signaler l'importance de cette constatation.

Puis le malade a l'habitude de sa douleur ; il sait qu'elle le prend en pleine santé, mais qu'elle cessera de même. A son ami qui s'alarme en pensant à l'Hercule de la veille abattu à cette heure, il répond : « Ce n'est rien, c'est la migraine. »

La céphalée spécifique est une douleur supportable ; le malade ne semble pas « agoniser » ; elle s'exaspère la nuit surtout et dure plus longtemps. Le malade ne dit pas : « Il faut que la crise passe ; tout à l'heure, je serai guéri. »

Elle ne s'accompagne pas des troubles vaso-moteurs si fréquents dans la migraine, et M. Gistucci nous rappelait justement à ce sujet combien il avait été frappé de la face « pâle, congestionnée par places » de Maupassant. Et Mme Levanneur également avait remarqué que le visage de Maupassant « devenait tout rouge ».

Signalons encore les phénomènes d'épuisement qui suivaient les crises de Maupassant, phénomènes qu'avait bien remarqués le valet de chambre François. Ce sont là des symptômes d'une grande valeur clinique, sur lesquels nous aurons à revenir et qui ne se présentent pas dans les manifestations de la spécificité.

Les descriptions de Maupassant et de ses amis nous

indiquent, en résumé, que Maupassant, après une nuit d'insomnie, était pris de sa migraine vers le matin ; la crise durait dix heures environ ; puis un long sommeil venait réparer les forces épuisées du malade, et, le lendemain, il se trouvait à son réveil « alerte comme après une convalescence » ; la douleur avait disparu.

Il n'y a rien là qui ressemble, même de loin, à la céphalée spécifique, mais on peut pourtant ajouter encore un mot à propos de cette question de diagnostic qui ne méritait peut-être pas de nous arrêter si longtemps.

Car, et ce serait là une preuve de plus s'il en était besoin, il résulte de la lecture de lettres de Maupassant citées plus loin que la douleur chez lui était unilatérale, comme il est le plus fréquent de le rencontrer chez les migraineux. Les médecins, en effet, pour faire prendre patience à Guy de Maupassant, lui suggéraient que ses névralgies pouvaient bien venir d'une dent, mais tout en lui défendant bien de faire arracher cette dernière. Ils n'eussent certes point pu tenir ce langage, si la douleur eût été généralisée à toute la tête.

Enfin, comme la suite de notre travail le montrera, les douleurs de Guy de Maupassant se localisaient, au contraire, si nettement, qu'il sera possible de porter le diagnostic de migraine ophtalmique affectant le côté gauche de la face et l'œil gauche.

CHAPITRE II

Guy de Maupassant était donc un migraineux.

Pour quelles raisons maintenant est-il possible de tirer de cette constatation la déduction légitime que Guy de Maupassant doit être rangé dans la même famille que Mahomet, Napoléon, Flaubert, Dostoïewsky et bien d'autres hommes illustres qui, comme chacun sait, étaient épileptiques.

Il faut, pour cela, entendre l'épilepsie, non pas seulement comme une maladie caractérisée par l'attaque convulsive bien connue, mais comme un syndrome aux manifestations extrêmement diverses, toutes pourtant représentatives au même titre de l'état général du malade. C'est, d'ailleurs, l'opinion généralement admise, et l'on dit couramment « épilepsie psychique », par exemple, pour indiquer les manifestations mentales de l'épilepsie.

La migraine n'est autre chose qu'une manifestation de « l'épilepsie sensitive », qu'un paroxysme douloureux analogue au paroxysme moteur qui abat le malade dans la rue, et le migraineux et l'épileptique vulgaire sont deux frères chez lesquels la maladie frappe, d'un côté, la sensibilité, de l'autre, la motricité. Mais, dans les deux cas, le terrain et le processus sont les mêmes, et, pour éviter toute confusion, M. le professeur Pierret les appelle tous deux des « épileptisants », des « convulsivants[1] ». Guy de Maupassant serait ainsi un « épileptisant ».

A l'appui de l'opinion qui range la migraine parmi les équivalents épileptiques, on peut réunir un grand nombre de constatations étiologiques, cliniques et thérapeutiques, à la fois très diverses et très concordantes.

Etiologiquement d'abord, les rapports de la migraine et de l'épilepsie s'affirment d'emblée par la simple lecture des statistiques qui montrent que ces deux affections se rencontrent sur les mêmes terrains et dans les mêmes familles.

Voici, à ce sujet, une statistique de Féré, donnée comme inférieure à la normale et plus démonstrative que tous les raisonnements. Sur 308 épileptiques, Féré trouve la migraine 88 fois chez les pères et 115 fois chez les mères ; 160 et 132 fois chez les collatéraux paternels et maternels, et déjà 22 et 18 fois chez les descendants[2].

Cliniquement, les résultats sont plus suggestifs encore si possible, et rien ne le montre mieux qu'une comparaison symptomatologique entre la manifestation type de l'épilepsie, la crise convulsive, et la crise migraineuse.

Faire cette étude sera surtout pour nous résumer

[1] Pierret, *Annales médico-psychologiques*, 1886.
[2] Féré, *les Epilepsies et les Epileptiques*, p. 241.

la thèse de Cornu[1], qui contient tous les éléments du débat.

Il faut remarquer d'abord l'allure générale identique des deux syndromes : la crise d'épilepsie comme la migraine surviennent par intervalles; leur durée est plus ou moins longue, mais cesse pour laisser place, jusqu'à la prochaine attaque, à un état de santé parfait en apparence; ce sont, en un mot, des paroxysmes, des orages nerveux, des coups de tonnerre dans un ciel serein.

Suivons pas à pas maintenant le chemin que parcourent le migraineux et l'épileptique en proie à leur mal.

Dans les deux cas, on retrouve le même début, les mêmes auras.

Voici en effet que sont signalés avant l'accès de migraine : du côté de la sensibilité, des fourmillements partant, par exemple, des doigts pour remonter jusqu'à la langue[2], des picotements, des sensations de froid; du côté des organes des sens, des visions lumineuses, boules de feu, brouillards rouges, éclairs, illuminations diffuses avec accompagnement d'état vertigineux et nauséeux[3], ces phénomènes pouvant aller jusqu'au scotome le plus différencié de la migraine ophtalmique[4], de l'hyperesthésie auditive

[1] Edmond Cornu, *Contribution à l'étude des migraines et de leurs rapports avec les états épileptiques et délirants*, thèse de Lyon, 1902. Voir aussi : *Des Migraines*, par G. Sarda, thèse de Paris, 1886; *Essai sur le mal de tête*, par J. Chaumier, thèse de Lyon, 1888.

[2] Piorry, *Mémoire sur la migraine*, Paris, 1831.

[3] *In* Cornu, p. 109.

[4] « La migraine ophtalmique doit être considérée comme une

(décrite si souvent par Maupassant, comme nous le montrerons) avec résonance douloureuse des bruits extérieurs, des hallucinations vocales, des tintements, des bruissements, jets de vapeur, des sensations d'odeur mauvaise, des suffocations, des saveurs amères et nauséeuses; du côté du psychisme, de l'alacrité d'esprit ou de l'apathie, de l'irritabilité, du changement d'humeur, du somnambulisme, des craintes ou alarmes vagues, de l'excitation intellectuelle pouvant aller jusqu'à la manie et aux impulsions irrésistibles; du côté du système vaso-moteur, de la pâleur de la face, tellement connue qu'on a voulu donner comme cause à la migraine l'excitation du sympathique, des sensations de froid aux extrémités, des épistaxis, des asphyxies locales[1].

Nous avons dit : même début et en effet, si l'on prend maintenant les auras des crises convulsives, l'on retrouve absolument tous les mêmes phénomènes et les indiquer serait inutilement répéter la même énumération. Les auras des crises convulsives sont d'ailleurs des choses bien connues, mais ce sont celles de la migraine qui l'étaient moins.

Passons maintenant à la période d'état de la crise (qu'on nous permétte cette expression). Il n'y a évidemment aucune ressemblance clinique apparente entre le malade tombant dans la rue en proie à des convulsions

« forme d'épilepsie partielle, une épilepsie sensorielle; la coexis-
« tence assez fréquente des deux affections chez le même individu
« et dans la même famille le démontre d'une façon formelle » (Féré, *la Famille névropathique*, p. 49).

[1] Voir *Traité de médecine*, par Brouardel et Gilbert, t. X, p. 690.

et le migraineux cachant sa douleur dans la nuit d'une chambre obscure.

A regarder de près, il y a pourtant quelques remarques intéressantes à faire, car si l'on ne peut comparer les deux états en tant que manifestation objective, il apparaît cependant que certains phénomènes importants se rencontrent fort bien dans les deux cas.

Il en est ainsi du vertige qu'on retrouve fréquemment signalé dans la migraine ; il en est ainsi même de la perte de connaissance. « Les sensations vertigi-« neuses sont, en effet, fréquentes dans les accès « migraineux ; elles ont pu constituer aux yeux des « auteurs une variété vertigineuse de la migraine. « Plusieurs malades observés par MM. Féré et Kova-« lewsky ont présenté une perte totale de conscience « avec chute au moment de l'invasion brutale ou lors « d'une exacerbation de la douleur hémicranique[1]. »

Quelques observations typiques seront citées plus loin, mais toutes celles réunies par M. Cornu peuvent être consultées sur ce sujet avec le plus grand fruit.

Il faut également dire ici un mot d'un phénomène qu'on a donné longtemps comme pathognomonique des états épileptiques, nous voulons parler de l'inconscience. On disait : Le malade ne se souvient pas de sa crise, donc il n'en a pas eu conscience. Or, comme le migraineux a fort bien conscience de sa crise, il s'ensuivrait que la migraine ne serait pas une manifestation épileptique. Bornons-nous à dire que la théorie de

[1] *In* Cornu, p. 83.

l'inconscience perd chaque jour du terrain pour céder la place à celle de l'amnésie consécutive. « Ce n'est « que lorsqu'il y a eu perte de connaissance qu'on peut « affirmer l'inconscience », dit justement M. Ardin-Delteil[1]. Nous reviendrons d'ailleurs sur ce sujet en étudiant les phénomènes qui suivent les états épileptiques, mais il est essentiel de remarquer qu'avec l'inconscience, c'est un caractère différentiel très important de la migraine et des épilepsies qui disparaît.

De plus, si notre migraineux n'a pas de convulsion, il est tout au moins dans un état de vigilance musculaire, de spasme souvent qu'il peut franchir et qu'il franchira quelquefois pour aller jusqu'à la convulsion. Il réagit, en effet, contre sa douleur, en immobilisant ses muscles; sa bouche est légèrement déviée; ses paupières à demi fermées; l'allure générale exprime la douleur, ainsi que le fait remarquer M. Gistucci pour Guy de Maupassant. Vienne une souffrance plus violente, on verra survenir « une rétraction du sterno-« cleido-mastoïdien, des clignements de l'œil, un blé-« pharospasme rapide et répété, du nystagmus ou un « spasme de la face; la bouche se tord; la tête se penche[2] ». A la fin de la crise, il y aura des bâillements avec pandiculation, des vomissements, des éternuements. En plus de cet état, le malade tressaille au moindre bruit, évite la lumière. N'est-ce pas là la

[1] Ardin-Delteil, *De l'Epilepsie psychique*, thèse de Montpellier, 1898, p. 46.

[2] *In* Cornu, p. 56.

défense instinctive d'un organisme qui est à la limite de la contraction et du spasme ? Si le migraineux recherche le silence et l'ombre, n'est-ce pas parce qu'une sensation visuelle ou auditive trop forte serait pour lui, dont l'excitabilité est portée à son comble, la cause d'un déclanchement moteur pouvant aller du spasme jusqu'aux convulsions généralisées [1], par le même mécanisme qui fait que la peur, impression sensorielle, vive le plus souvent, fait soudainement et involontairement contracter tel ou tel muscle ?

Des observations qu'il aurait été facile de faire beaucoup plus nombreuses, montreraient qu'en effet migraine et crise convulsive se succèdent et se remplacent fréquemment chez un même individu et que la migraine peut souvent être considérée comme l'aura sensitive d'une crise motrice. Et cela ne saurait rien avoir d'étonnant, car si, pour le vulgaire, douleur et convulsion sont choses totalement opposées, il ne peut en être de même pour le physiologiste. La sensation et le mouvement ne sont-ils pas des phénomènes de même nature se conditionnant constamment et mutuellement dans leurs manifestations ? Où est le point de séparation, où est même la différence entre une impression sensitive et un ordre moteur ?

Passons maintenant aux symptômes qui marquent la fin des deux crises. Du côté migraineux, comme du côté de la crise convulsive, il y a : même sommeil terminal, même sensation de fatigue musculaire et il faut se rappeler à ce propos ces paroles de François,

[1] Pierret, *Semaine médicale*, 1896, p. 121.

valet de chambre de Maupassant : « Quand mon « maître a eu sa migraine, il lui faut un repos absolu. » Nous avons encore les mêmes phénomènes d'épuisement se traduisant par des paralysies temporaires, pouvant donner de l'aphasie[1], comme chez Maupassant, et comme chez Maupassant encore, pouvant donner des paralysies oculaires[2], allant « depuis le strabisme « limité à l'accès jusqu'à l'ophtalmoplégie définitive[3] », pouvant donner des paralysies faciales, linguales, brachiales, toutes paralysies d'abord passagères, mais pouvant s'installer d'une façon permanente, toutes paralysies pouvant si bien survenir sans convulsion préalable forcée que Pitres en a fait une classe spéciale sous le nom « d'équivalents paralytiques de l'épilep- « sie partielle[4] ». Nous citons plus loin une observation où sont relatés des troubles paralytiques post-migraineux. La nécessité de ne pas trop allonger cette partie de notre travail nécessite ce renvoi.

Comme phénomènes postérieurs à la crise, il faut citer encore des deux côtés de mêmes troubles vasomoteurs : vomissements liquides, diarrhée, sueurs, sécrétion nasale abondante, salivation, larmes.

[1] *In* Sarda, p. 51. Voir également : Pierret, *Mémoire à l'Académie des sciences*, 1876 ; Essai sur les symptômes céphaliques du tabes ; Rossolino, *Archives de neurologie*, mars 1902 ; Dutil, *Revue de médecine*, 1881.

[2] Saundby, *the Lancet*, septembre 1882 ; Féré, Note sur quelques signes physiques de la migraine ophtalmique et en particulier sur un cas de migraine ophtalmospasmodique (*Revue de médecine*, 1897, p. 954) ; Robiolis, *Contribution à l'étude de la migraine dite ophtalmique*, thèse de Montpellier, 1884.

[3] *In* Cornu, p. 66 et sq.

[4] Pitres, *Revue de médecine*, 1888.

Il est maintenant un phénomène post-épileptique dont il a déjà été dit un mot : l'amnésie. Très souvent, un épileptique ne se souvient pas de sa crise, de sa fugue, du crime qu'il a parfois commis. C'est un fait qui se constate tous les jours. Y a-t-il là un caractère vraiment différentiel entre la migraine et les manifestations épileptiques ?

Il suffirait, pour prouver le contraire, de rappeler tous les paroxysmes psychiques et moteurs admis par chacun comme manifestations épileptiques, dont le malade se souvient parfaitement et qui sont également d'une constatation journalière. Nous avons eu l'occasion, pour notre part, pendant notre internat à l'asile de Moisselles, d'examiner une malade qui a présenté deux actes impulsifs d'une haute signification clinique, puisque, la première fois, elle a donné un coup de couteau à son mari et, la seconde fois, s'est jetée par la fenêtre. De l'examen de la malade, il ressort qu'on ne peut faire relever ces deux impulsions que de l'épilepsie. Eh bien, la malade se souvient si exactement de ce qu'elle a fait qu'elle donne les détails les plus précis sur ses actes : elle décrit le couteau, le sang qui jaillissait, ses efforts inutiles pour arrêter sa main, les personnes qu'elle vit dans la rue avant de s'y jeter, etc., etc.

Nous citons cet exemple parce qu'il est suggestif, mais c'est le fait peut-être de plus de la moitié des manifestations, rangées par les classiques parmi les équivalents épileptiques, d'être suivies de souvenir. L'amnésie, pas plus que l'inconscience, dont l'existence est de plus en plus improbable, n'est donc un symptôme essentiel des phénomènes épileptiques et il n'y a pas lieu, en conséquence, de l'exiger dans le tableau clinique de la migraine. Mais il y a mieux ; l'amnésie post-migraineuse, loin d'être inexistante, est un fait assez souvent constaté : « Certains malades ne se ren-« dent pas compte de leur propre personne, ni de ce « qui les entoure ; des faits bien connus leur semblent « nouveaux et étrangers ; ils s'arrêtent dans leurs « occupations sans pouvoir se rappeler ce qu'ils fai-« saient et dans quel but[1]. » Une observation intéressante à ce sujet est celle de Kraft-Ebing, citée par Cornu. Et Maupassant lui-même ne dit-il pas que la migraine « disperse la mémoire ainsi qu'une poussière au vent »?

La comparaison de la crise convulsive et de la migraine montre donc que cette dernière présente deux symptômes essentiels des manifestations épileptiques : les auras et les phénomènes d'épuisement et qu'aussi, si différents objectivement que soient les deux états, il est possible de retrouver dans tous les deux des ressemblances cliniques telles qu'elles montrent que ce sont des phénomènes de même ordre. Mais il y a toute une autre série de preuves d'une valeur plus significative encore peut-être, car comment ne pas appeler preuves des faits de substitution et d'alternance des deux états morbides l'un à l'autre?

Or, ce sont des faits très fréquents. Dans les observations de M. Cornu, on voit succéder à des crises convulsives des crises délirantes ou impulsives, elles-

[1] Kovalewsky, cité par Cornu, p. 78.

mêmes suivies de crises migraineuses. Quelquefois, la migraine est l'aura d'une crise motrice qui se complètera ensuite de troubles intellectuels et les trois phénomènes sont tellement liés cliniquement entre eux qu'il est impossible de ne pas les attribuer à une même cause[1]. Nous ne pouvons mieux faire que de citer quelques observations.

Observation I

(Kovalewsky, cité par Cornu.)

G..., vingt-sept ans; mère migraineuse; un oncle aliéné. Le malade n'a souffert d'aucune maladie jusqu'à ses quinze ans, mais depuis il souffre de migraines simples.

Depuis ses vingt ans, il avait parfois des vertiges, qui tantôt accompagnaient la migraine, tantôt venaient indépendamment d'elle. A vingt-cinq ans, quelques jours avant son mariage, il eut son premier accès de vertige, avec perte de connaissance, convulsions et amnésie. Trois mois plus tard, il eut un second accès épileptique; ensuite, les accès se répétèrent tous les mois et toujours la nuit.

Dès que les accès épileptiques éclatèrent, les accès de migraines cessèrent.

Observation II

(Féré, cité par Cornu.)

P. V..., trente-deux ans; père épileptique. Ce malade vient consulter pour des crises d'angoisse; ces accidents avaient été précédés de migraines très intenses.

La douleur apparaît brusquement au-dessus de l'orbite gauche, puis s'irradie vers la tempe. A partir du moment

[1] *In* Cornu, p. 117 et sq.

où la douleur s'exaspère, le malade sent des contractions dans les muscles des paupières et de l'œil qui est tiré en divers sens ; en même temps la vue s'obscurcit et quelquefois l'hémiopie s'est montrée. Ces sensations durent de vingt à trente minutes, puis le malade est pris de nausées et de vomissements. Il reste abasourdi pendant quelque temps, maladroit dans son travail, comprenant difficilement ce qu'on lui dit, puis au bout d'une heure il revient complètement à lui. Il lui est arrivé pendant cette période d'entendre des bruits de moulin dans l'oreille gauche.

Pendant plusieurs années, il prit des angoisses et des migraines avec chute ; les spasmes persistaient précédés d'une assez longue période d'endolorissement. Un jour que M. Féré l'examinait, le malade prévint de la recrudescence de la douleur et au même moment apparurent des secousses dans les divers muscles de l'orbite gauche : relèvement de la paupière, déviation brusque de l'œil en tous sens, contraction de la pupille.

Ces mouvements se produisirent pendant sept minutes environ et allèrent en diminuant avec la douleur. Le malade tomba alors dans un sommeil stertoreux, dont aucune excitation ne put le tirer.

Dans des accès plus violents, la face participa à la convulsion.

Observation III

(Cornu, résumée.)

Mme M..., quarante et un ans. Souffre de migraines aux époques des règles. Ces migraines débutent par des bâillements ou des fourmillements qui montent des pieds à la tête. D'autres fois, la malade a vu des bêtes ou des oiseaux qui tournent en rond, des étincelles.

Depuis trois ans, elle prend des crises convulsives, qui sont venues au moment des règles et sont précédées de fourmillements, d'une vive douleur sus-orbitaire et de la vision d'une gerbe d'étincelles.

Observation IV

(Kovalewsky, citée par Cornu.)

V..., âgé de trente ans. Le malade eut son premier accès de migraine à vingt-quatre ans, sans aura ; ils se répétaient tous les mois environ.

Un matin, après une nuit sans sommeil, V... se leva, la tête lourde. Vers dix heures du matin, il fut pris d'une peur folle, complètement insolite ; il craignait sans savoir pourquoi. Cet état de crainte, d'angoisse fut remplacé après une demi-heure par un violent accès de migraine. Depuis, chacun des accès est précédé d'aura sous forme de phobie.

Observation V

(Cornu, résumée.)

L..., quarante-trois ans. Le malade présente trois sortes d'accidents : migraines, vertiges, crises convulsives. Après insomnie, la céphalalgie éclate le matin, toujours à gauche ; hyperesthésie cutanée, coups de marteau intra-craniens, nausées, anorexie. L'accès migraineux est parfois intense dès le début et le malade peut prévoir qu'il prendra sa crise convulsive ; il l'annonce à ses camarades et ne va pas travailler. Le mal de tête croît d'intensité en effet, fait fermer l'œil et, dans la soirée, lors d'une exacerbation avec brouillard visuel, la crise franche éclate. Le malade souffre de cette céphalalgie tous les cinq jours, mais il ne prend de crise que tous les dix jours environ ; une migraine peu intense amènerait seulement du vertige. La stupeur consécutive est de peu de durée ; brisement de tous les membres.

Enfin, voici une dernière observation, que nous citons surtout à cause de l'analogie, remarquable à plusieurs points de vue, entre le cas du malade et celui de Guy de Maupassant. Nous la résumons d'après les notes qu'a eu l'obligeance de nous donner M. le Dr Mouisset.

OBSERVATION VI

(Personnelle.)

Le malade consulta le Dr Mouisset vers l'âge de quarante ans. Il se plaignait de migraine ophtalmique ancienne, caractérisée par des sensations lumineuses de l'œil droit, bientôt suivies d'hémicrânie avec état nauséeux. Ces malaises étaient assez forts pour interrompre les occupations professionnelles et disparaissaient le lendemain, après le sommeil. Avec le temps, les migraines étaient devenues de plus en plus fréquentes.

Un soir, en rentrant chez lui, le malade eut de l'hésitation pour mettre sa clef dans la serrure de sa porte. Il s'appliqua davantage, mais sa main devint de plus en plus faible et la clef finit par lui échapper. Cette parésie fut légère et passagère.

Quelque temps après, elle se reproduisit plus complète et s'accompagna d'embarras de la parole, sans ictus et sans que le membre inférieur fût touché.

A partir de ce moment, les migraines devinrent moins fréquentes et furent remplacées par de véritables crises épileptiformes. D'une crise à l'autre, le malade subit alors une déchéance progressive et présenta tous les signes de la méningo-encéphalite diffuse progressive.

La maladie dura quatre ans à partir du début des phénomènes paralytiques. Il n'y avait pas de syphilis avouée et l'on constatait quelques signes de névropathie.

On pourra trouver encore dans la thèse de Cornu de nombreuses et très démonstratives observations de malades, chez lesquels alternent et se succèdent les crises migraineuses et les crises convulsives, comme la trente-septième où la migraine s'accompagne de perte de connaissance ; les quarante-cinquième et quarante-sixième, où migraines et convulsions alternent, d'autres où la migraine apparaît toujours comme l'aura d'une crise convulsive (XXXV-XXXVII) ; une, la quarante-troisième de Féré, où les deux symptômes sont véritablement mélangés, tellement, que l'on peut suivre cliniquement la progression des processus.

Il faut enfin signaler que la médication bromurée confirme, d'une façon éclatante, par ses résultats bienfaisants, les données de la clinique.

Ayant ainsi, avec Charcot, Trousseau, Féré, Pierret[1], rangé la migraine parmi les manifestations épileptiques, il faut voir rapidement maintenant les grands caractères cliniques des épileptisants.

Qui dit épileptique dit dégénéré, les épileptisants sont donc des dégénérés. Ils peuvent, de ce fait, présenter les différents stigmates physiques ou intellectuels des dégénérés, mais ils montrent en plus une tendance à des états morbides brefs et rapides, à des crises pouvant affecter des allures cliniques très variables, suivant leur localisation dans telle ou telle partie du système nerveux.

La crise épileptique vulgaire n'a donc plus, chez ces malades, que la valeur d'un symptôme « et même, dit « M. Ardin-Delteil, si nous ne craignions de réveiller

[1] Charcot, *Leçons cliniques.* — Trousseau, *Clinique médicale Hôtel-Dieu*, t. II. — Féré, Contribution à l'étude de la migraine ophtalmique (*Revue de médecine*, 1881); *Revue de médecine*, 1897; *Revue neurologique*, 1898, p. 607; *Des Epilepsies*, p. 72; *Famille névropathique*, p. 77. — Pierret, *Mémoire à l'Académie des sciences*, 1876; *Leçons sur les états convulsifs*, 1885; *Congrès de Rome*, 1894; *Semaine médicale*, 1896, p. 121.

« une explosion de protestations pareille à celle qui « accueillit les premières tentatives de Trousseau, nous « dirions que la convulsion est le symptôme le moins « constant du mal sacré[1]. »

L'ensemble de ces crises forme ce que l'on appelle les équivalents épileptiques. Ces équivalents sont d'ailleurs très nombreux, puisque, en ne nous en tenant qu'aux classiques, nous trouvons signalés parmi les manifestations de l'épilepsie : du côté du système moteur, depuis la crise convulsive type jusqu'au tic fruste, en passant par l'asthme, l'angine de poitrine, le spasme de la glotte, l'incontinence d'urine, la laryngite striduleuse et peut-être la coqueluche[2]; du côté de la sensibilité, la migraine surtout, le tic douloureux de Trousseau, et probablement aussi ces viscéralgies paroxystiques et ces douleurs locales tellement significatives qu'on a parlé de migraine du pied et de migraine de la poitrine[3]; du côté psychique, depuis les absences et les impulsions rapides jusqu'au grand mal intellectuel, avec ses crises quelquefois longues de manie avec fureur, impulsions, fugues ou dépression et stupeur; dans le domaine psycho-sensoriel, des hallucinations visuelles[4], auditives[5], gustatives.

Toutes ces manifestations présentent les mêmes caractères de famille : intermittence, début brusque et

[1] Ardin-Delteil, *l'Epilepsie psychique*, p. 27 *(loc. cit.)*.
[2] *Traité de médecine*, par Brouardel et Gilbert, t. X, p. 467.
[3] Lamarcq, *Revue de médecine*, 1896.
[4] Féré, *les Epilepsies*, p. 466.
[5] Tamin, thèse de Paris, 1868; Cornu, *loc. cit.*, p. 50.

cessation rapide, allure de crise, phénomènes d'épuisement et amnésie quand l'ébranlement nerveux a été assez violent, ou a porté sur des cellules servant plus spécialement à l'idéation et à la mémoire.

Ainsi comprise, on voit combien la notion d'épilepsie change de portée, puisque, laissant la crise convulsive à son rang de symptôme, on s'élève à la conception d'un état constitutionnel, d'une diathèse, comprenant dans ses manifestations toute une série d'états morbides, à allure identiquement brutale et rapide, sorte de raptus saisissant le malade par surprise, au sens grec de « επιλαμβανειν ».

Et allant même plus loin, au lieu de chercher à dissocier et à retrancher du cadre de l'épilepsie ces manifestations convulsivantes quand elles se présentent au cours d'une maladie organique, il faut reconnaître là, au contraire, la trace de la névrose et dire avec Féré : « qu'il s'agisse d'éclampsie puerpérale, scarlatineuse ou albuminurique, c'est toujours à l'épilepsie qu'on a affaire ». Les maladies ne sont que les « circonstances étiologiques qui peuvent la produire[1] ».

Le mot de névrose peut paraître ici justement employé, car on ne trouve pas de lésions chez ces malades ou, du moins, quand on en trouve, elles sont extrêmement diverses et perdent par là leur signification. Ni Chaslin[2], avec la gliose de l'écorce cérébrale, ni Bourneville et Brissaud[3], avec la sclérose hypertro-

[1] Féré, *Famille névropathique*, p. 104.
[2] Chaslin, *Société de biologie*, 1889.
[3] *Traité de médecine (loc. cit.)*, p. 498.

phique et tubéreuse de l'écorce, ni Marinesco [1] et Serieux ou Claus et Van der Stricht, dans leurs descriptions se rapprochant plus ou moins des constatations faites chez les paralytiques généraux[2], ni Roncoroni[3], avec l'arrêt de développement des petites cellules pyramidales, ni Jonnesco, Chipault et Jaboulay, avec les altérations au sympathique, n'ont donné encore de solution définitive, non seulement au point de vue de la valeur du rapport entre ces lésions et l'épilepsie, mais même au sujet de l'existence de ce rapport.

Il ne faut pas entendre pour cela que le système nerveux d'un épileptisant soit indemne et l'on ne comprend pas bien, au reste, la distinction créée entre des épilepsies qui seraient symptomatiques et une certaine épilepsie névrose. Conçoit-on un symptôme qui ne serait pas symptomatique ? Il est clair que, lorsque on prononce le mot de névrose épileptisante à propos de l'éclamptique, comme à propos du malade qui tombe pris de convulsions dans la rue, on entend que si la cause occasionnelle, déterminant le paroxysme, diffère dans chaque cas, elle agit toujours sur le même terrain, sur le même organisme prédisposé. En quoi consiste cette prédisposition ? La chose est encore à peu près inconnue, mais il est évident que qui dit prédisposition dit lésion et que qui dit névrose dit également lésion.

Il est possible cependant d'apporter quelques précisions au sujet de cette prédisposition, car si l'on con-

[1] Blocq et Marinesco, *Semaine médicale*, 12 novembre 1892.

[2] *Traité de médecine (loc. cit.)*, p. 499.

[3] Roncoroni, *Archivio di psychiatria*, 1896.

sidère d'une part les malformations extérieures si fréquentes chez les épileptiques[1] et, d'autre part, la coïncidence si souvent notée des états épileptiques et des maladies dites arthritiques, comme la goutte[2], le diabète[3], le rhumatisme[4], les coliques hépatiques[5], etc., il apparaît légitime de ranger ces malades parmi les dégénérés, appelés plus spécialement neuro-arthritiques.

Cette conception a le mérite d'expliquer d'une façon satisfaisante la pathogénie des accidents. Ces malades apporteraient en naissant une excitabilité nerveuse augmentée, une faiblesse irritable, comme on a dit, et sur ce terrain hyperexcitable agiraient les produits d'intoxication fournis par la dégénérescence arthritique[6].

« Tout est toxique, dit M. Pierret : toxiques le mal « de tête et les troubles de la pensée, les délires, les « spasmes tétaniformes ou épileptiformes. » Une chose le montre bien, c'est la rétention observée des déchets intestinaux ou urinaires avant les accès, et ce sont aussi les débâcles urinaires ou diarrhéiques, coïncidant avec la réapparition d'un état normal[7]. Sur le terrain hyperexcitable, viendraient bien entendu agir également les intoxications, comme pour Maupassant,

1 Bouchard, *Maladies par ralentissement de la nutrition.*

2 Charcot et Féré, *Revue de médecine*, 1882.

3 Sarda, *loc. cit.*, p. 96.

4 Malherbe, *Des Affections viscérales dans le rhumatisme chronique*, thèse de Paris, 1886.

5 Sarda, *loc. cit.*, p. 95.

6 Pierret, *Congrès de Rome*, 1894.

7 *In* Cornu, *loc. cit.*, p. 157.

et aussi les infections avec les toxines microbiennes qu'elles développent dans l'organisme.

Cette conception donne en même temps une explication fort séduisante de certains caractères très particuliers des phénomènes épileptiques. En effet, on se trouve en présence d'une intoxication chronique qui donne lieu à des symptômes intermittents, et il faut expliquer ces paroxysmes et cette apparente contradiction entre la cause et l'effet.

Schöder von der Kolk et bien d'autres ont dit qu'il s'agissait là de décharges, en comparant ainsi le raptus physiologique à la décharge électrique. Tout se passe, en effet, comme s'il fallait une accumulation donnée de poisons, comme s'il fallait une certaine « tension » de toxines pour que le paroxysme se déchaîne, favorisé ou non par une anémie passagère ou une excitation violente[1].

Et il apparaît alors très légitime d'admettre que chez les épileptisants, par suite de leur double dégénérescence neuro-arthritique, la cellule nerveuse se charge progressivement de déchets, jusqu'au moment où elle s'en débarrasse violemment dans une explosion motrice ou douloureuse.

Et l'on explique en même temps, de cette façon, l'intermittence et parfois même la périodicité si curieuse. Que l'on admette des centres moteurs ou inhibiteurs (l'excitation venant alors suspendre l'inhibition normale des centres), la situation ne change pas et la pathogénie reste la même.

[1] Pierret, thèse de Bouvat, Lyon, 1883; *Société des sciences médicales*, 1885; *Progrès médical*, 1896.

Par là aussi on explique la répétition des attaques dans le même système, les cellules déjà excitées réagissant plus facilement ; on explique aussi la disparition momentanée de certains symptômes, l'excitation trop forte paralysant pour un temps la cellule.

Et enfin, grâce aux communications des cellules et des centres entre eux, entraînant l'irradiation des processus, s'expliquent les complications, les substitutions, les équivalences et, par suite, la diversité, la progression et l'alternance des manifestations épileptiques [1].

Il n'est pas possible, dans un travail sur Guy de Maupassant, d'aller plus avant dans l'exposition de cette théorie qui a, en tout cas, l'avantage de bien cadrer avec les phénomènes cliniques, non plus que d'entrer dans le détail des expériences physiologiques, ni dans des citations d'observations, mais l'on peut pourtant dire un mot à propos de l'expression, si souvent employée, de décharge.

Certains ont vu là une comparaison ingénieuse, une vue de l'esprit subtile, mais n'admettent pas que l'on puisse parler de décharge nerveuse comme de décharge électrique. Il y a pourtant à cela quelques raisons légitimes.

D'abord l'excitation des circonvolutions motrices d'un animal donne une réponse brusque comme celle de l'appareil électrique : ici, c'est l'étincelle, et là, la convulsion. Il est à remarquer que l'excitation du cortex reproduit exactement la crise convulsive, avec

[1] Thèse de Denier, Lyon, 1890.

perte de connaissance si elle est suffisamment forte. Cette expérience montre du même coup que la perte de connaissance n'est, pour une part tout au moins, qu'un phénomène secondaire et dépendant surtout de l'intensité de l'ébranlement.

De même, après un accès convulsif, une nouvelle excitation est impuissante à déterminer de suite de nouvelles contractions. La cellule est inexcitable tant qu'elle n'a pas retrouvé un certain tonus ; de même, il faut, pour avoir une nouvelle étincelle, que la bouteille de Leyde soit rechargée. Ici encore, il faut remarquer l'analogie avec la crise épileptique qui ne se reproduit qu'après un certain temps.

Il faut signaler enfin que l'excitation de l'écorce montre l'extension des convulsions proportionnelles à la force de l'excitant ; c'est exactement la même chose pour les phénomènes épileptiques.

Elle montre également qu'on peut provoquer des convulsions en excitant d'autres points que les circonvolutions motrices, les régions occipitales et frontales, par exemple (Unverricht[1]) et l'on ne peut qu'être frappé des analogies cliniques que nous avons signalées, une hallucination ou une crise délirante entraînant à leur suite un paroxysme convulsif.

En résumé, on doit entendre par épileptisant un malade, neuro-arthritique vraisemblablement, sujet à des manifestations paroxystiques très variées, puisque pouvant être motrices, sensorielles, sensitives ou psychiques.

[1] *In* Cornu, *loc. cit.*, p. 161.

Ces manifestations résultent probablement de l'action sur un système nerveux hyperexcitable des toxines ou poisons développés chez ce malade par son auto-intoxication naturelle et, accidentellement, par des infections et des intoxications diverses.

Dans ce cas, le système nerveux, soit qu'il arrive progressivement à un état de tension excessive, soit qu'il soit brusquement excité par une impression sensorielle ou psychique, soit que sa résistance soit diminuée par des phénomènes de vaso-motricité, relevant eux-mêmes de l'intoxication diathésique et entraînant une asphyxie brusque, répond par des décharges soudaines, dont l'expression clinique varie suivant qu'elle a lieu dans tel ou tel centre.

Enfin, suivant que tel centre sera affaibli, suivant que l'excitation sera plus ou moins forte, les paroxysmes pourront s'ajouter les uns aux autres, se combiner de multiples façons ou alterner entre eux. Ils sont tous de même nature, ils relèvent tous de la même cause, il n'y a que la localisation qui diffère. Ce sont des équivalents.

CHAPITRE III

Maintenant que les migraines de Maupassant sont connues avec leur signification, il est possible avec fruit d'étudier sa vie.

Guy de Maupassant naquit, comme il a été dit, le 5 août 1850, au château de Miromesnil, dans la Seine-Inférieure. « Lorrain par son père, Normand par sa mère, Guy subit surtout l'hérédité maternelle », dit M. Maynial, et M. Maynial a probablement raison [1].

Du moins ne trouve-t-on pas du côté de M. Gustave de Maupassant trace d'une névrose ou d'une maladie organique quelconque qu'il pût transmettre à son fils. Ce qu'on sait, c'est qu'il eut suffisamment de torts envers Mme de Maupassant pour qu'une séparation dût intervenir entre les deux époux qui abandonnèrent la vie commune peu après la naissance de leur second fils, Hervé [2].

Le fait est intéressant à signaler, surtout si l'on considère que Gustave de Maupassant paraît bien, dans quelques anecdotes que l'on cite de lui, avoir fait preuve d'une certaine amoralité.

[1] Edouard Maynial, la Vie et l'Œuvre de Maupassant (*Mercure de France*, 1907).

[2] Albert Lumbroso, *Souvenirs sur Maupassant*; Bocca, Rome, 1905, p. 607.

Ainsi, il ne craignait pas de mener son fils, âgé de dix ans, chez sa maîtresse, et celui-ci s'en doutait fort bien et le faisait comprendre. Mais M. de Maupassant se servait de son fils, au contraire, comme d'un prétexte et d'une excuse[1].

Il n'y a rien autre d'intéressant à relever dans la vie de Gustave de Maupassant. Son fils lui aurait ressemblé physiquement[2]. Sur la fin de sa vie, au moment de la mort de Guy, il souffrait d'une affection indéterminée qui avait motivé de la part des médecins l'interdiction de voyager en chemin de fer[3]. Il mourut en 1899.

Mme de Maupassant, fut-elle, d'après l'opinion générale, une femme extrêmement intelligente, vivant dans l'intimité de Flaubert, Bouilhet, lisant Shakespeare dans le texte et sachant, d'autre part, être la mère admirable qu'aima si justement et si passionnément Guy de Maupassant.

Mais on cite divers épisodes qui certainement permettent de supposer chez elle une certaine excitabilité anormale du système nerveux, pour ne pas dire plus.

Ainsi elle écrit elle-même à Flaubert en 1872 :

Tu veux des nouvelles de ma santé ? Les nouvelles sont toutes à peu près les mêmes. Je ne suis pas précisément malade ; je me sens excessivement, effroyablement faible. Il y a des instants où ma tête est comme brisée et où je me demande positivement si je veille ou si je rêve. Cette

[1] *In* Lumbroso, *loc. cit.*, p. 301.
[2] *Id.*, p. 606.
[3] *Id.*, p. 470.

impression est courte, mais très pénible. C'est une véritable détresse[1].

Elle écrit également, le 10 octobre 1873 :

D'abord, j'ai été très souffrante d'une fièvre nerveuse, qui ne m'a point encore fait ses adieux définitifs.

On conviendra que les termes employés dans ces deux lettres laissent supposer que le système nerveux jouait un certain rôle dans ces deux manifestations. De même, à une autre lettre dans laquelle elle se plaignait de sa santé, son fils répond qu'il a consulté à son intention un médecin nommé Duplay, lequel a mis les troubles signalés sur le compte d'un ténia. Mais Guy de Maupassant ajoute : de ce ténia, « cinq « fois sur dix, on ne voit aucune trace. Il affecte les « formes de toutes les maladies et spécialement des « maladies nerveuses, de l'estomac et du cœur. » Les mots « nerveuses » et « du cœur » sont soulignés, preuve que Mme de Maupassant se plaignait plus particulièrement dans ce sens-là. Puis Guy ajoute encore : « les apparences si incompréhensibles de ta maladie » ; de même, il disait plus haut : le médecin « ne voit rien là dedans qui indique une maladie organique grave[2] ».

Il paraît légitime d'admettre que ces troubles nerveux n'avaient pas pour cause un ténia invisible et que, là encore, il faut voir la trace nette de troubles névropathiques chez Mme de Maupassant.

A signaler encore cette curieuse lettre de Maupassant à Flaubert, écrite par conséquent avant 1880 :

[1] Œuvres complètes de Maupassant, édition Connard, 1908. Volume : *Des Vers*.

[2] *In* Lumbroso, *loc. cit.*, p. 114.

Ma mère ne va pas mieux. Potain, qu'elle a consulté, affirme que le cœur n'a pas de maladie organique, ni les yeux. Il n'y a là qu'un rhumatisme noueux, très dangereux cependant, parce qu'il menace la moelle épinière et peut amener une paralysie. Il lui défend à jamais, même pour quelques semaines, le séjour à Etretat, ce qui nous jette dans de grands embarras[1].

Une autre fois, en 1880, en Corse, elle devait se plaindre à nouveau de troubles bizarres, puisqu'un médecin du pays, alors qu'elle paraissait se bien porter, recevait et montait à cheval, lui fit un jour plus de cinquante pointes de feu dans le dos. Il faut se rappeler seulement, et sans vouloir tirer aucune autre conclusion de ce fait, que le thermocautère est souvent employé dans le but d'impressionner les nerveux se plaignant de troubles plus ou moins imaginaires.

M. Charles Lapierre, un ami intime de la famille, a écrit, d'autre part, ces lignes au sujet de la maladie de Maupassant :

Etrange névrose qui affecte successivement tous les organes et qui semble être un héritage maternel. La mère, d'une intelligence supérieure, en souffrit toute sa vie et cependant, malgré des crises qui l'ont souvent mise en danger de mort, elle est arrivée à un âge qui l'a fait survivre à ses deux fils. Il eût fallu à Maupassant, pour combattre les effets de l'hérédité, toute autre chose que l'existence surchauffée qu'il menait[2].

Mme de Maupassant allia en même temps à une grande intelligence une sensibilité extrêmement vive,

[1] Lettre due à l'obligeance de M. Connard.
[2] *In* Lumbroso, *loc. cit.*, p. 614

qui paraît quelquefois pouvoir être appelée de l'émotivité.

Ainsi, pendant la jeunesse de Guy, elle se joignait avec une ardeur parfois imprudente aux jeux de l'enfant le long des falaises et tous deux faillirent une fois perdre la vie par leur témérité [1].

Plus tard, elle se révolte violemment contre les dires d'une femme qui prétendait avoir été la nourrice de Maupassant.

« J'ai été, écrit-elle au *Journal*, la nourrice de mon fils Guy et je ne permettrai à personne d'usurper ce titre. »

« L'anecdote, dit M. Maynial, si mince soit-elle,
« peint à merveille l'intransigeance farouche de cette
« affection maternelle. »

On peut ajouter à ce propos que, quelques jours après la naissance de Guy, Mme de Maupassant aurait été atteinte de « choléra nostras », pour employer l'expression du baron Lumbroso [2]. Nous ne sommes pas autrement fixé sur cette affection qui dura quatre ou cinq jours et paraît, en tout cas, avoir été en rapport avec l'accouchement des jours précédents. Une autre fois encore, Mme de Maupassant montre son émotivité à propos d'un fait, somme toute insignifiant. M. A. Brisson, dans un article, avait confondu les noms de deux héros de Maupassant. L'erreur fut si sensible à Mme de Maupassant qu'elle pria le baron Lumbroso de la rectifier dans son livre, et celui-ci dit

[1] *In* Lumbroso, *loc. cit.*, p. 307.
[2] *Id.*, p. 296.

à ce propos : « L'erreur est grave et a vivement contrarié Mme de Maupassant[1]. »

Sur la fin de la vie de Mme de Maupassant, on possède encore quelques renseignements qui, s'ils sont exacts, sont fort significatifs. Ils sont tirés d'une lettre de M. de Maupassant, d'où leur intérêt, mais peut-être aussi leur exagération possible. M. de Maupassant s'exprime ainsi :

Mme de Maupassant est arrivée à un tel paroxysme de fureur qu'à la moindre chose elle a des attaques terribles qu'il est impossible de cacher à l'enfant (d'Hervé) et qui lui font un mal énorme.

Depuis huit jours..., sa tête déménageait et elle était inabordable, elle traitait ma belle-fille comme la dernière des femmes, elle traînait dans la boue la famille de celle-ci et, bref, samedi, dans une attaque, elle chassait Marie-Thérèse de sa chambre...

Celle-ci descendit pour lui dire adieu ; dans l'intervalle, Mme de Maupassant avait avalé deux flacons de laudanum. Elle était anéantie. On courut chercher le médecin... Quand elle revint à elle, sa fureur ne connut plus de bornes. Elle se leva, bouscula ma fille et se sauva dans la rue. Elle fut ramenée et couchée. Ma belle-fille fut occupée alors par l'enfant qui avait à son tour une crise abominable.

Mme de Maupassant avait profité de ces quelques minutes pour s'étrangler avec ses cheveux. Il a fallu les couper. Alors elle a eu des étouffements, des convulsions terribles... Il faudrait donner une garde à Mme de Maupassant ou la faire soigner dans une maison de santé, comme elle le demande[2].

Il est bien difficile d'admettre que tout ce récit soit

[1] *In* Lumbroso, *loc. cit.*, p. 147.

[2] *In* Lumbroso, *loc. cit.*, p. 464.

inventé, quelle que soit l'animosité qui pût exister entre les deux époux et, malgré le vague de la description, il ressort nettement que Mme de Maupassant présenta, à un moment donné, des troubles intellectuels.

Il faut dire encore que la mère de Guy paraît bien avoir eu une certaine inaptitude à diriger ses affaires, car son fils dut lui venir en aide après qu'elle eut à peu près laissé perdre sa fortune personnelle [1]. Elle souffrait, elle aussi, de migraines, usait d'éther et de chloral, et avait des troubles visuels.

Elle mourut en 1903, de cardiopathie, semble-t-il.

Le plus proche parent de Guy de Maupassant est ensuite Hervé, son frère, et là, nous nous trouvons en présence d'un fait précis et significatif. Hervé de Maupassant est, en effet, mort de la même démence que son frère. Lui aussi paraît avoir eu un aspect extérieur superbe, une santé en apparence magnifique. Après une enfance passée en plein air, il entra au régiment et fut sous-officier de cuirassiers, ce qui a peut-être son intérêt. Puis il quitta l'armée et fit de mauvaises affaires comme horticulteur. Son père écrit à ce propos : « Je le savais incapable comme commerçant et « j'ai prédit et annoncé toutes les catastrophes qui se « sont suivies [2]. »

Vers 1887, à l'âge de trente-deux ans, à la suite paraît-il, d'une insolation, il fut pris d'accès épileptiformes avec idées délirantes et excitation. Il entra à Ville-Evrard, mais en sortit après quelques semaines de traitement.

[1] *In* Lumbroso, *loc. cit.*, p. 476.
[2] *In* Lumbroso, *loc. cit.*, p. 472.

La maladie n'avait pourtant pas désarmé. En 1889, il dut être ramené à Bron où il mourut très rapidement d'un ictus, au cours d'une paralysie générale et l'on peut voir sa tombe, aujourd'hui encore, dans l'allée d'entrée du cimetière de Bron. Quelques admirateurs de Guy en demandent parfois l'emplacement au portier et vont déchiffrer avec respect sur la pierre noircie le nom de l'auteur des *Tombales*.

Il ne reste plus rien à signaler d'intéressant, au point de vue de l'hérédité, dans la famille de Guy de Maupassant. Disons cependant encore que le frère de Mme de Maupassant, Alfred le Poitevin, mourut jeune après avoir montré, lui aussi, de brillantes qualités intellectuelles. Sa sœur, en parlant de lui, dit : « Mon frère si intelligent, si distingué, si exceptionnel. » Peut-être pourrait-on faire remarquer simplement que certains médecins, avec les idées actuelles, seraient de suite mis en éveil, au point de vue d'une dégénérescence possible, dans l'examen d'un malade qui compterait des êtres « exceptionnels » dans sa famille.

On peut dire encore, pour être complet, que le grand-père paternel de Guy de Maupassant manqua peut-être aussi d'habileté dans la gestion de sa fortune car Gustave de Maupassant écrit, en effet, ces mots : « Absolument ruiné par mon père, il y a vingt-cinq ans, je me suis trouvé sans le sou... [1] » ; on peut également signaler que le grand-père maternel eut certaines aventures au moins étranges avec un mouton noir

[1] *In* Lumbroso, *loc. cit.*, p. 472.

qu'il aurait vu et qui lui aurait parlé (?). M. Lumbroso raconte avec sérieux, cette aventure, mais il est impossible de dire ce qu'elle signifie au juste [1].

Il reste enfin une affirmation de M. Maurice de Fleury répétée par MM. Lumbroso et Lagriffe : « Guy de Maupassant avait, parmi ses ascendants, plu« sieurs aliénés [2] ». M. Maynial qui poussa fort loin ses recherches à ce sujet ne trouva rien de semblable et le Dr Balestre écrit : « Il n'y a jamais eu de fous, ni dans « la famille de Maupassant, ni dans la famille le Poi« tevin [3] ». D'autre part, M. le Dr de Fleury a eu l'extrême obligeance de nous écrire que son indication était fausse et que la personne dont il la tenait avait été mal renseignée.

Il y a une autre question qui se rattache à celle de l'hérédité dans la famille de Maupassant, c'est la question des enfants de Maupassant. Dans un article de l'*Eclair*, du 11 décembre 1903, un auteur inconnu écrit : « On cite, dans une charmante petite ville de l'Yonne, trois adolescents qui le disent leur père. L'aîné est employé de banque ; la cadette est modiste ; la dernière attend l'âge d'apprendre un état. » La lumière n'a pas été faite encore sur ce point. On sait que Mme de Maupassant niait avec énergie cette prétendue paternité. « Ses seuls enfants, les voilà » disait-elle en montrant les livres de son fils.

Le Dr Balestre n'a jamais entendu rien dire de sem-

[1] *In* Lumbroso, *loc. cit.*, p. 294.

[2] Maurice de Fleury, *Introduction à la médecine de l'esprit*, p. 138.

[3] *In* Lumbroso, *loc. cit.*, p. 464.

blable, et M. Henri Amic a bien voulu nous répondre à ce sujet : « Je suis convaincu que c'est là une invention pure. Si Guy avait eu des enfants, il ne les « aurait pas abandonnés. » Le Dr Balestre ajoute cependant : « Maupassant a bien laissé un fils, mais « vous savez quelles considérations de délicatesse « empêchent de le nommer. Cependant c'est le secret « de polichinelle[1] . »

Il y a peut-être bien encore un autre secret dans la vie de Maupassant. Plusieurs ont dit de nouveau à ce sujet : « C'est le secret de polichinelle. » Le fait dont il s'agit, s'il était vrai, viendrait affirmer d'une façon aussi inattendue qu'irréfutable l'existence du tempérament épileptisant de Maupassant. Là encore, il s'agit d'hérédité. Mais il n'est guère possible actuellement d'insister davantage ; il est des problèmes que le temps en s'écoulant permet seul de soulever.

En résumé, on a le droit de dire, en tenant seulement compte des affections signalées dans sa famille, que Guy de Maupassant apporta à sa naissance un état constitutionnel prédisposé plus particulièrement aux affections du système nerveux.

[1] *In* Lumbroso, *loc. cit.*, p. 122.

Guy de Maupassant, né à deux pas de la mer, passa son enfance à courir sur les plages et les falaises et eut l'immense bonne fortune de pouvoir éviter jusqu'à treize ans les murs du collège. Sa mère, très cultivée, suffisait à l'instruire[1].

Il paraît avoir eu déjà l'esprit observateur et rusé, un peu trop même, répondant à son père qui le menaçait comme réprimande de ne pas le conduire chez certaine dame : « Tu as bien plus envie que moi d'y aller[2]. »

A treize ans, il entre au séminaire d'Yvetot, qu'il quitte bientôt pour le lycée de Rouen, puis, à sa sortie du lycée, la guerre venant d'être déclarée, il s'engage et reste à l'armée jusqu'à la fin de la campagne. Il a alors vingt ans et va bientôt prendre le chemin de Paris.

Pendant ces années d'étude, Guy de Maupassant jouissait, au dire de tous, de la plus exubérante santé. Citons cependant cette lettre de Mme de Maupassant à Flaubert, qui date de 1866 :

[1] *In* Lumbroso, *loc. cit.*, p. 301.
[2] *Id.*, p. 301.

Le pauvre garçon a vu et compris bien des choses, et il est presque trop mûri pour ses quinze ans. Je viens d'être obligée de le retirer de la maison religieuse d'Yvetot où l'on m'a refusé une dispense de maigre exigée par le médecin. Mon fils n'est pas sérieusement malade, mais il souffre d'un affaiblissement nerveux qui demande un régime très tonique [1].

Cette lettre détonne un peu avec les descriptions représentant Guy de Maupassant comme un enfant débordant de santé. Le mot d' « affaiblissement nerveux » entre autres, sous la plume surtout de Mme de Maupassant, a peut-être bien une valeur spéciale. Malheureusement, il n'y a pas à ce sujet d'autres renseignements.

Au point de vue de la personne morale de Maupassant adolescent, on peut remarquer que déjà les grands traits de son caractère s'affirment. Il est déjà areligieux. Elève d'un séminaire, il se moque, devant ses camarades assemblés, des croyances de ses maîtres, et plus tard, il disait lui-même : « Tout petit, les rites de « la religion, la forme des cérémonies me blessaient. Je « n'en voyais que le ridicule [2]. » A l'école, il est un enfant terrible. L'on peut même dire que rarement trouve-t-on plus indiscipliné et ce, dans le but unique de retrouver la liberté et non par paresse et méchanceté. « Il s'y trouva (à Yvetot) très malheureux et « s'ingénia à tomber malade pour obtenir des congés « supplémentaires. A peine était-il à Etretat, qu'il « recouvrait la santé [3]. » Un jour, ayant raillé un pro-

[1] *Œuvres de Maupassant*, éd. Connard, t. IV.
[2] *In* Lumbroso, *loc. cit.*, p. 293.
[3] *Id.*, p. 143.

fesseur devant tous les élèves, il est menacé de renvoi. « L'écolier fut secrètement réjoui de cette menace. « Pour en accélérer les effets, il laissa traîner, dès le « lendemain, une épître dediée à sa cousine [1]... » Le renvoi fut effectivement prononcé et il partit, « pleurant « d'un œil, riant de l'autre [2] ».

Il était déjà mystificateur et commençait à se « payer la tête » des bourgeois. C'est ainsi qu'il se déguisa un jour en femme et abusa de la sorte de la naïveté d'une vieille Anglaise [3].

On lui connaît une maîtresse officielle à seize ans, ce qui n'empêche pas M. Lumbroso de dire que l'enfance de Maupassant a été absolument chaste [4]. Cette affirmation doit être au moins risquée.

La campagne de 1870 ne lui laissera guère que des souvenirs scabreux et son imagination de vingt ans paraît avoir été davantage frappée par les ridicules et les horreurs de la guerre que par les malheurs de la France.

Que conclure de ces menus faits? Ils n'ont pas évidemment, chacun en particulier, de signification bien précise, mais réunis, ils dénotent déjà un caractère indiscipliné, un peu impulsif, obstiné, et laissent voir en même temps que l'adolescent avait déjà mis de côté pas mal des idées appelées plus spécialement morales. Et sa mère, au fond d'elle-même, en était satisfaite.

[1] *In* Lumbroso, *loc. cit.*, p. 144.
[2] *Id.*, p. 146.
[3] *Id.*, p. 306.
[4] *Id.*, p. 303.

*
* *

Avec l'année 1871 commence la vie publique de Maupassant. Il entre à cette époque, comme employé, au Ministère de la marine et il restera dans les ministères jusqu'en 1880, date de ses premiers succès littéraires.

Tous ses amis, à ce moment, célèbrent à l'envi son aspect robuste et sa santé extérieure parfaite.

« Maupassant, le Maupassant d'alors, dit Henri « Roujon, n'avait aucunement la mine d'un névrosé. « Son teint et sa peau semblaient d'un rustique fouetté « par les brises, sa voix gardait l'allure traînante du « parler campagnard. Il ne rêvait que courses au « grand air, sport et dimanches de canotage. Il ne « voulait habiter qu'au bord de la Seine. Chaque jour, « il se levait dès l'aube, lavait sa yole, tirait quelques « bordées en fumant des pipes et sautait le plus tard « possible, dans un train pour aller pester et peiner « dans sa geôle administrative. Il buvait sec, mangeait « comme quatre et dormait d'un somme, le reste à « l'avenant[1]. »

« De taille moyenne, à la carrure athlétique, il était « d'esprit vigoureux et sain. Je crus voir un de ces

[1] Henri Roujon, *Souvenirs d'art et de littérature*, 1904.

« beaux étalons qui foulent d'un sabot solide l'her-« bage normand. » Cette appréciation est de J.-M. de Hérédia [1].

Un jour en l'apercevant, un lutteur s'écria : « Per-« mettez-moi de saluer un confrère [2]. »

« Plutôt petit, bien pris dans sa taille, vigoureux... « le front carré, le facies d'un petit taureau breton, il « donnait l'impression d'un beau gas », dit M. Charles Lapierre [3].

« Celui-là, je l'aime, car c'est un mâle », disait Zola.

« Il marchait d'un pas de légionnaire romain, si je « puis ainsi dire, sur les routes pourtant inondées de « soleil », rapporte M. Gistucci.

« Solide comme un roc, sanguin, vigoureux, comme « un homme des temps anciens (de la légende bien « entendu), passionné d'exercices corporels et de « canotage, lutteur, boxeur, il jouit d'une renommée « de don Juan, qui fut justifiée. On raconte quelques « anecdotes étonnantes et certes il est le héros de plus « d'une de ses nouvelles [4]. »

Ainsi s'exprime Edouard Rod.

« Maupassant était robuste et bien portant », a bien voulu nous écrire un intime ami de Maupassant, M. Robert Pinchon, et c'est également l'avis de M. Pierre Giffard.

« Mes souvenirs me rappellent un Maupassant par-

[1] *In* Lumbroso, *loc. cit.*, p. 199.
[2] *Id.*, p. 308.
[3] *Id.*, p. 605.
[4] *Gazzetta Letteraria*, 3 février 1883.

« faitement sain et équilibré », nous confie M. Paul Bourget, dans une bienveillante lettre dont nous ne saurions trop le remercier.

Bref, l'accord est absolu. Guy de Maupassant avait l'aspect extérieur d'un homme en parfaite santé et, même mieux, presque celui d'un hercule.

C'est le lieu de rappeler ici les témoignages que nous avons signalés dans les premières pages de ce travail, touchant les migraines de Maupassant. C'est le lieu de rappeler cette phrase de M. Gistucci par laquelle, après avoir vanté la « grâce athlétique et la virile beauté » de Maupassant jeune homme, il ajoute : « Mal-« gré ses superbes manifestations d'activité physique, « Maupassant avait toujours connu des crises de vigueur « et d'abattement, de force apparente et de faiblesse « secrète, comme s'il couvait en lui un mal mysté-« rieux [1] » tellement que, vers sa trentième année, il apparaissait déjà à son ami comme « un homme puis-« sant détraqué par la maladie ».

C'est le lieu également de rappeler le mot de Mme Levanneur, qui voyait pourtant chaque matin Maupassant courir vers son bateau s'enivrer de grand air : « Chez M. de Maupassant, ça sentait toujours « l'éther. »

Qu'on se souvienne encore de la phrase de M. Pierre Giffard : « Ses bons yeux ne laissaient pas voir au pre-« mier venu les migraines atroces dont le pauvre « garçon souffrait déjà fréquemment. »

C'est que tous trois se souviennent des journées où

[1] Gistucci, *loc. cit.*, p. 10.

ils retrouvèrent avec surprise, abattu par la douleur, le Maupassant qu'ils avaient laissé la veille débordant de gaîté et de jeunesse. Et même, pour l'un d'eux, l'impression fut si forte que, sans être médecin pourtant, il écrit : « Ici, une question se pose celle de l'hérédité « dans la nature physique de Maupassant [1]. »

Ainsi voyons-nous déjà la tare originelle cachée derrière la façade resplendissante et troublant déjà la « bonne tête limpide et solide ».

Il est intéressant à ce propos de citer le portrait que Max Nordau trace de Maupassant : « C'est le front bas, « l'arcade sourcilière presque aussi saillante que dans « le crâne de Cros-Magnon, le nez court et épais, la « moustache broussailleuse, la bouche vulgaire, « brutalement sensuelle, l'ensemble de la physionomie « d'un sous-officier partant le dimanche à la recherche « de conquêtes faciles, qui m'angoissa presque la « seule et unique fois que je vis Maupassant [2]. »

Il nous faut signaler encore les troubles cardiaques dont Maupassant se plaignait à cette époque. Ces troubles, au reste, étaient certainement fonctionnels, car aucun signe de cardiopathie n'apparut ultérieurement. M. Lagriffe les résume fort bien : « A propos de « santé, vous ne m'avez pas l'air bien malade, décidé- « ment. Tant mieux. N'y pensez plus », lui écrit Flaubert, le 28 août 1876. « Mon cœur va bien. Ma foi, « vivent les « poméopathes », Love fait de mon cœur ce « qu'il veut, l'accélère ou le ralentit quand il lui plaît », riposte Maupassant, le 17 novembre suivant. Flaubert

[1] Gistucci, *loc. cit.*, p. 12.
[2] Max Nordau, *Vues du dehors.*

prévoit-il la pente dangereuse où s'engage son disciple lorsqu'il lui dit, le 15 janvier 1878 : « Tout le reste est « vain, à commencer par votre santé. » Puis c'est Maupassant qui revient à la charge : « Tout le monde « a donc le cœur détérioré ? » Une autre fois encore : « Je suis un peu souffrant, le sang circule mal et les « médecins ne peuvent que répéter leur éternelle « phrase : « De l'exercice. Faites de l'exercice. » Aussi, Flaubert ne pouvait lui adresser, le 2 janvier 1880, un meilleur souhait que « avant tout, plus de battements de cœur[1] ».

Ces troubles, certainement fonctionnels et d'origine réflexe, sont parfaitement en rapport avec le tempérament arthritique de Maupassant, de même que la phrase : « le sang circule mal », et de même que le conseil des médecins « faites de l'exercice », conseil qui, au contraire, eût été fort mal venu s'il se fût agit d'une cardiopathie organique.

Nous relevons encore dans une lettre à Mme de Maupassant, datée du Ministère de la marine : « Je ne vais pas mal en ce moment, je crois que c'est l'effet des bains de vapeur que je continue à prendre tous les deux jours[2]. »

En 1877, Guy de Maupassant va prendre les eaux à Loeche, station où se rendent de préférence « les arthritiques, les rhumatisants, les paralytiques et les névrosés[3] ».

Enfin, ses amis ont déjà noté un symptôme parti-

[1] Lagriffe, *loc. cit.*, p. 10.
[2] Connard, *Œuvres de Maupassant*, t. I.
[3] Lagriffe, *loc. cit.*, p. 15.

culier qui devait être très marqué, puisqu'il attirait l'attention : c'est la sensibilité au froid de Maupassant. Maupassant craignait le froid d'une façon extrême. « Il était frileux! écrit M. Pierre Giffard; pour un « homme qui vivait sur l'eau le torse à demi-nu, c'était « incompréhensible[1] ». A ce sujet, il faut se souvenir simplement que la sensibilité au froid des arthritiques est un fait bien connu.

Mais n'a-t-on pas le droit de dire qu'elle n'était presque qu'une façade l'apparence athlétique de ce jeune homme de vingt-cinq ans qui court les médecins, va aux eaux, prend des bains de vapeur, quand nous en sommes réduit, en fait de documentation, à quelques phrases de deux ou trois lettres dont l'éditeur, en surcroît, prévient par avance qu'il a supprimé tout ce qui a trait à la vie privée et surtout quand, en dépit de leur discrétion, nous surprenons des aveux comme celui-ci sous la plume de ses amis : « Hélas ! toute sa « vie, conscient ou inconscient, Maupassant lutta « contre le mal, obscur encore, mais qui est déjà son « hôte[2] ? »

Du reste, l'étude de l'homme moral chez Maupassant, pendant cette période de 1870 à 1880, va venir corroborer cette opinion.

Certes, s'il est un fait sur lequel tous les amis de Maupassant sont de nouveau d'accord, c'est bien sur la joyeuse vie que menait le jeune employé de ministère. Très friand de tous les plaisirs physiques, Maupassant

[1] Giffard, *loc. cit.*
[2] Pol Neveux. *In* Connard, *loc. cit.*, t. I, p. 26.

goûtait à tous sans scrupules et dépensait le reste de son activité en canotant sur la Seine. Tous ses amis ont eu, à nos questions sur ce sujet, le même sourire significatif et éloquent.

C'était le temps des folies, des parties de canot sur la Seine avec Mlle Mouche à la barre.

Maupassant, écrit M. Pierre Giffard, allait souvent à Saint-Germain, tirant ferme sur les avirons. Son plus grand plaisir était d'y promener des amis et des dames, de fort jolies dames, dont les cris effarés donnaient de l'animation à la rivière. La propriétaire faisait son ménage et il prenait ses repas chez un traiteur du village, nommé Lelièvre, qui sûrement n'a jamais eu deux clients comme celui-là. A certains jours, en effet, Maupassant recevait ses amis à la table ronde du restaurant villageois et aucun des convives qui se trouvaient là n'engendrait la mélancolie. On y confectionnait des bibelots grossièrement sculptés en toute sorte de matière, depuis le bois jusqu'à la carotte : attention narquoise pour les défauts de celui-ci où les tendances de celle-là. On y organisait des concours d'invectives à la façon homérique. Maupassant donnait avec une belle exubérance le départ et le ton [1].

Et pourtant, dès cette époque, au milieu de ces folies, en pleine jeunesse, en plein espoir d'avenir, Guy de Maupassant avait des moments de tristesse profonde, presque de désespoir. Et comme il n'avait aucune raison légitime de se désespérer ainsi, il semble que ce fait n'est guère explicable si l'on n'admet pas l'intervention de la névrose.

C'est à cette époque, deux ans avant *Boule de Suif*, qu'il écrit :

[1] Pierre Giffard, *loc. cit.*

Il me vient par moment des perceptions si nettes de l'inutilité de tout, de la méchanceté inconsciente de la création, du vide de l'avenir (quel qu'il soit) que je me sens venir une indifférence triste pour toutes choses et que je voudrais seulement rester tranquille, tranquille dans un coin, sans espoirs et sans embêtements... Moi, je dis chaque soir, comme saint Antoine, « encore un jour, un jour de passé ». Ils me semblent longs, longs et tristes...

Et une autre fois :

Je vois des choses farces, farces, farces, et d'autres qui sont tristes, tristes, tristes, tout le monde est bête, bête, bête, ici comme ailleurs [1].

Déjà en 1873, à vingt-trois ans, il écrivait à sa mère :

Je me trouve si perdu, si isolé, si démoralisé, que je suis obligé de venir te demander quelques bonnes pages. J'éprouve... des moments de détresse si complets que je ne sais plus à qui me jeter [2].

Comme on se tromperait donc en ne se représentant Guy de Maupassant que comme un beau garçon, aimant et profitant de la vie, ne pensant qu'à jouir de sa jeunesse. Déjà c'est un pessimiste, déjà c'est un triste, seulement c'est un triste qui « a du tempérament ». Cette constatation est importante, car elle va directement à l'encontre de l'opinion de ceux qui n'ont vu la tristesse apparaître chez Maupassant que vers la fin de sa vie et qui ont interprété ce fait inexact comme un signe de paralysie générale.

[1] *In* Connard, *Œuvres de Maupassant*, t. I, p. 106 et 122.
[2] *In* Connard, *loc. cit.*, t. I, p. 130.

Mais même en oubliant ces heures d'angoisse et ce fond de mélancolie, si commun chez les névropathes et plus spécialement chez les épileptiques, pour ne nous en tenir qu'aux heures joyeuses de la vie de Maupassant, nous retrouvons encore des traces certaines de la névrose qui habite l'auteur normand.

Ce sont d'abord une certaine exagération dans la parole et certains écarts de conduite que n'explique pas suffisamment le souci constant qu'avait Maupassant d'imiter Flaubert.

Ainsi, quand « auréolé d'une sorte de chapeau de « pêcheur à la ligne, le torse dans un tricot rayé, ses « gros bras de rameur nus jusqu'à l'épaule », il allait attendre des amis à la gare, « il ne manquait jamais, « s'il apercevait à proximité des personnes renommées « par leur pudeur ou occupant dans l'Etat des situa- « tions considérables, de prononcer d'une voix reten- « tissante des propos de bienvenue immodestes. »

Ce simple fait dénote un manque de mesure qui n'est pas entièrement légitimé par le plaisir immense qu'avait Maupassant à mystifier le bourgeois.

Quand il racontait une anecdote, c'étaient « tantôt « des histoires de noyés, tantôt des aventures de magis- « trats ou de hauts dignitaires surpris en des poses « indécentes. Il en riait à faire chavirer le bateau[1]. »

Là encore, nous retrouvons la même tendance.

« Douce manie, écrit M. Pierre Giffard, qui s'explique « par un autre mot quand on songe à la fin lugubre et « si précoce du grand écrivain. »

[1] *In* Lumbroso, *loc. cit.*, p. 314.

Un autre signe intéressant est l'amoralité véritable de Maupassant pour tout ce qui concerne les questions sexuelles. Pour lui, la morale humaine est philosophiquement une « morale d'imbéciles » et l'amour consiste uniquement dans un geste physique inélégant et ridicule qu'il est normal d'accomplir n'importe où avec n'importe qui. Ainsi, il confiait à un ami, jeune homme de seize ans à cette époque, que Napoléon Ier entretenait des rapports sexuels avec sa sœur et il disait la chose froidement sans y attacher autrement d'importance, ce qui étonna justement cet ami.

Pour ce qui est des anecdotes que l'on raconte sur son compte à ce sujet, elles sont nombreuses et témoignent toutes d'un mépris profond pour la femme et d'une indifférence morale absolue. Ce n'est pas dans les châteaux qu'il cherchait des maîtresses, quoi qu'en dise M. Lumbroso.

Au surplus, il était poussé à agir de la sorte par une autre défaillance de son système nerveux qui se traduisait par de l'impulsivité. Ainsi, le fait suivant nous fut raconté par un témoin qui en fut très frappé et qui, depuis, considéra toujours Maupassant comme un anormal :

Un dimanche, alors que Maupassant eût dû, pour des raisons légitimes, être débarrassé de désirs sexuels, il remontait la Seine en bateau avec un ami. Soudain il dit à son compagnon de changer de direction et de redescendre rapidement le fleuve jusqu'à un village où s'élevait une maison Tellier d'ordre tout à fait inférieur. Là, malgré tous les conseils, Maupassant débarqua, puis revint satisfait, un quart d'heure après, retrouver son ami.

Maupassant se livra d'ailleurs pendant sa jeunesse à des excès sexuels considérables, et ce, avec « des adversaires conscientes et libres », pour employer une intéressante expression de M. Lumbroso. A ce sujet, les conseils paternels de Flaubert sont éloquents dans leur brièveté[1].

Il faut signaler maintenant quelles influences vinrent accentuer le tempérament névropathique de Maupassant et purent ainsi avoir une action sur l'évolution ultérieure. On a d'abord parlé d'excès de canotage. Certes Maupassant, chaque fois qu'il le pouvait, partait pour Sartrouville ou Maisons-Laffite, mais nous sommes de l'avis de M. Lagriffe quand il dit fort justement : « Jamais aucun aliéniste n'admettra que Maupassant devint paralytique général pour avoir trop « canoté. » Au contraire, la pratique des sports pour un bureaucrate ne peut être que salutaire et il est matériellement impossible d'admettre que Maupassant en usa avec excès puisqu'il était toute la journée au Ministère. Il considérait bien plutôt lui-même le canotage comme un moyen de se conformer à l'avis des médecins qui ne cessaient de lui répéter : « De l'exercice, faites de l'exercice. »

Aux excès sexuels signalés antérieurement, il faut aussi ajouter les excès de boissons, sans cependant qu'on puisse dire que Maupassant s'enivrât; c'est là

[1] Lettre du 15 juillet 1878, *Correspondance de Flaubert*, t. I, p. 301.

encore l'avis de tous ceux avec lesquels nous avons pu causer.

Il faut noter aussi l'éther. Sans citer une troisième fois le mot de Mme Levanneur, il est bon de rappeler l'opinion de Mme Lecomte de Nouy : « Pour calmer ses migraines, il abusa des stupéfiants » ; et aussi ces mots du Dr Henriot : « Il buvait de l'éther, de la cocaïne, « du haschisch, il se morphinisait ; bref, il a couru « toute sa vie après des jouissances qu'il n'a jamais « pu atteindre[1]. » Cette seule phrase ne permettrait-elle pas d'affirmer le tempérament névropathique de Maupassant ? Il faut se souvenir aussi de l'affirmation de M. Pierre Giffard : « Je lui ai toujours connu un « petit flacon d'éther qui n'a pas dû le quitter par la « suite[2] », et encore de la phrase si souvent citée de M. de Fleury : « Maupassant s'est livré longtemps à « l'abus des excitants artificiels de la pensée[3]. »

Enfin, à l'action de l'alcool, de l'éther et de la morphine, faut-il ajouter l'influence de la syphilis ?

La question de la syphilis de Maupassant a été, jusqu'à présent, diversement résolue, mais le plus souvent par l'affirmative. Un de ses amis de jeunesse nous a confirmé le fait d'une façon absolue. Maupassant contracta la syphilis vers sa vingt-troisième année et se soigna, d'ailleurs, d'une façon assez énergique[4].

[1] *In* Lumbroso, *loc. cit.*, p. 94.

[2] In *Figaro*, *loc. cit.*

[3] *Introduction à la médecine de l'esprit*, p. 138.

[4] Nous tenons à dire pourtant que Guy de Maupassant nia la spécificité et à M. le Dr Landolt et à M. le professeur Pierret. « Paroles de malade », dira-t-on. Cependant Maupassant était bien l'homme dégagé

*
* *

Ainsi commençons-nous à pouvoir fixer la personnalité de Guy de Maupassant, alors qu'il allait vers sa trentième année :

Un aspect physique excellent, cachant des migraines violentes et des troubles nerveux ; un caractère très gai et très joyeux mais par explosions, sur un fond dominant de mélancolie et de tares psychiques.

Tous ces signes permettent d'affirmer la présence d'une névrose, et les migraines nous indiquent que cette névrose est une épilepsie.

Sur ce terrain prédisposé, vinrent agir des excès alcooliques, vénériens, l'usage des stupéfiants, et enfin la syphilis.

des préjugés et, il est bien étonnant qu'il ait caché sciemment un fait aussi important, alors qu'il tenait tant à sa santé. Que deviennent alors les paroles de ses amis? Ceux-ci, d'autre part, lorsque nous leur demandons quelques précisions, répondent que Maupassant perdit ses cheveux. Ce sont là un peu diagnostics de gens du monde et nous eussions de beaucoup préféré d'autres symptômes. Si cependant nous nous rangeons à l'avis unanime, nous devons reconnaître qu'il ya tout de même un doute, au sujet de la spécificité de Maupassant.

CHAPITRE IV

C'est au cours des dix années qui suivirent, de 1880 à 1890, que Guy de Maupassant écrivit toutes ses œuvres. Pendant cette période, il vécut à Paris, célèbre, recherché, fêté, ne s'absentant de cette ville que pour quelques voyages en Angleterre, en Italie et en Algérie, quelques saisons dans des villes d'eaux et quelques croisières solitaires sur son yacht.

C'est le moment où il est en pleine possession de son génie, c'est la période vraiment active de la vie de Maupassant. Extérieurement, il est toujours l'homme robuste et fort auquel la richesse et la célébrité ont apporté cette fois la sécurité et la confiance. Le succès de ses livres se maintient sans arrêt : honneurs, fortune, gloire, Guy de Maupassant a réalisé ses espérances les plus audacieuses.

Et, cependant, ce même Maupassant s'assombrit de plus en plus, il écrit par moments des contes étranges ; ses douleurs de tête se font plus violentes; des obsessions, des phobies le hantent; des hallucinations se dressent devant ses yeux malades.

Qu'y a-t-il donc? Quel génie malfaisant fait éclater tour à tour, sous sa plume, le rire épanoui de Mlle Mouche, mais aussi les cris d'épouvante de la petite Roque?

C'est là, à notre sens, que devient vraiment intéressante la constatation de l'existence, chez Maupassant, de la névrose épileptisante. Car, si l'on n'admet pas une tare dégénérative, il faut alors mettre tous les troubles physiques et intellectuels, que nous venons d'énumérer, sur le compte de la paralysie générale qui termina la vie de Maupassant.

C'est ce qu'a fait M. Lagriffe, et c'est ce que chacun est tenté de faire de prime abord. Même certains sont allés plus loin, et un auteur extrêmement distingué, qui n'est pas médecin, mais qui fut un ami intime de Maupassant, nous a dit : « Guy de Maupassant était un « garçon très quelconque ; tout ce qu'il a écrit jusqu'à « trente ans était d'ordre inférieur ; ce n'est que du « jour où il a été malade qu'il a écrit ces contes si « justement admirés ; il doit sa gloire à sa maladie, et, « en un mot, le génie de Maupassant, c'est sa para- « lysie générale. »

Nous croyons être d'accord avec tous les psychiâtres en ne partageant pas cette opinion, parce que la paralysie générale n'est pas une maladie qui édifie, mais bien une maladie qui détruit. Le grand symptôme de la paralysie générale est l'affaiblissement intellectuel. Si léger qu'il puisse être et si difficile même qu'il soit à dépister au début, il n'en existe pas moins. Le paralytique général est toujours inférieur à ce qu'il était avant sa maladie.

C'est pourquoi nous ne pouvons souscrire non plus à l'opinion de M. Lagriffe qui ne dit pas, lui, que Maupassant a dû sa supériorité intellectuelle à sa maladie, mais qui pense que Maupassant a pu écrire toute son œuvre étant paralytique général et malgré sa maladie. Peut-on vraiment admettre que toute l'œuvre de Maupassant, si précise par l'observation, si claire par le style, soit le fruit d'un cerveau atteint des lésions de la paralysie générale ? Si longue qu'on veuille admettre la durée de cette maladie chez les héréditaires, quelle que soit l'importance que l'on veuille donner aux rémissions, n'y a-t-il pas dans ce fait quelque chose de pénible, de choquant, pour la simple raison ?

Pour sortir du reste de ces considérations générales, il est à remarquer que M. Lagriffe ne nous montre justement pas cet affaiblissement intellectuel qui domine la symptomatologie de toute paralysie générale, mais qu'il s'appuie plus spécialement sur trois ordres de faits : d'abord Maupassant, dès 1883, introduit ses hallucinations dans son œuvre ce qui prouve qu'il ne les rectifie pas[1] ; ensuite Maupassant change de caractère, devient mélancolique ; enfin il écrit des contes absolument délirants, dont le plus célèbre est *le Horla*. L'étude de ces différents points montrera pourquoi il est possible de tirer d'autres conclusions que celles de M. Lagriffe.

Mais il faut indiquer tout de suite combien les faits sur lesquels s'appuie M. Lagriffe sont, si nous pouvons dire, énormes, tellement que, si Maupassant par exemple, dès 1883, ne rectifiait pas ses hallucinations, l'on devrait certainement trouver beaucoup d'autres témoignages d'affaiblissement intellectuel certain. Quand un malade a des hallucinations et qu'il les

[1] *In* Lagriffe. *loc. cit.*, p. 40.

prend pour des réalités, un tel manque de contrôle sur lui-même ne peut pas passer inaperçu de son entourage. Or, aucun témoin n'a jamais dit entre autres que Maupassant, dès cette époque, distinguait à peine une hallucination de la réalité.

Il n'apparaît pas d'ailleurs, comme on le verra, que l'on puisse retrouver des signes certains de paralysie générale avant l'année 1890 et c'est au plus dans l'année immédiatement précédente, qu'on pourrait à la rigueur en soupçonner les premières manifestations. Mais loin qu'il devienne difficile alors d'expliquer les différents symptômes physiques et intellectuels que Maupassant présenta pendant le cours de sa vie, on s'aperçoit bien vite, en s'appuyant sur la notion nouvelle et précise de son tempérament épileptisant, que la présence de cette névrose explique et domine toute la vie pathologique de l'écrivain, y compris même pour une grande partie, la forme clinique de la paralysie générale terminale.

Et c'est pourquoi, à notre sens, les faits ne seront pas, à partir de l'année 1880, des faits nouveaux. Toutes les souffrances du Maupassant plus vieux de dix ans étaient déjà en germe dans le Maupassant de 1875 et l'on va assister simplement, à partir de cette époque, au développement des symptômes déjà signalés. Le Maupassant halluciné qui écrira *le Horla* sera le même homme que nous avons déjà surpris ployant sous la douleur, un flacon d'éther à la main.

Voici que déjà nous retrouvons sur notre chemin les migraines, car dans ses lettres, Maupassant se plaint constamment des maux de tête qui le torturent et, jusque dans ses œuvres, il proteste contre son mal : « la migraine, l'horrible mal, la migraine qui torture « comme aucun supplice ne l'a pu faire[1] ».

M. Connard, l'éditeur si averti des œuvres de Maupassant, a bien voulu nous raconter qu'il entendait constamment Maupassant se plaindre chez Havard des migraines qui l'empêchaient de travailler. « Il s'en plaignait à tout moment », nous dit-il.

M. René Maizeroy a conservé également le souvenir très net des violents maux de tête dont Maupassant se plaignait de plus en plus.

C'est enfin M. Maurice Talmeyr qui racontait tout récemment, dans *la Liberté*, cette confidence que lui fit un jour Maupassant : « Mon cher, ne prenez jamais « d'antipyrine, c'est l'antipyrine qui m'a mis dans l'état « où vous me retrouvez. J'avais, à ce moment, trois « contes à fournir par semaine au *Gil Blas*, deux sous ma « signature, un sous le pseudonyme de Maufrigneuse, « et de continuelles et atroces migraines me terrassaient « constamment, précisément mes jours de conte. Alors « invariablement je m'administrais un cachet d'anti- « pyrine et le cachet, invariablement, me remettait en « forme[2] ».

Au surplus, il n'est plus besoin de témoignages particuliers. Les maux de tête sont signalés publiquement à partir de 1885 : « Il fléchit sous le fardeau, « écrit M. Henri Roujon, des malaises lui vinrent,

[1] *Sur l'Eau*, p. 135.
[2] *La Liberté*, 25 mars 1911.

« d'invincibles insomnies, d'incessantes douleurs à la « tête... [1]»

Voici encore quelques extraits de lettres de Maupassant :

A peine revenu à Etretat, je suis repris de migraines [2]...

Quelques mois auparavant, le 2 janvier 1889, il écrivait de Tunis :

J'ai eu encore de terribles migraines qui m'ont absolument empêché de travailler, mais le climat de Tunis me fait beaucoup de bien...

Une autre fois, Maupassant écrit en parlant du Dr Magitot :

Or, avant-hier, comme je n'avais pas pu aller le voir par suite de migraine, il arrive chez moi [3]...

C'est également vers cette époque que, venant voir son frère à Bron, Maupassant racontait à M. le professeur Pierret l'insupportable fardeau de ces souffrances toujours renaissantes.

Il faut donc noter que les migraines ne cessèrent pas avec l'âge, mais paraissent au contraire avoir augmenté, avec les années, d'intensité et de fréquence.

Sur la fin de sa vie, Guy de Maupassant se plaignait fréquemment aussi de phénomènes douloureux siégeant aux articulations.

« J'ai eu des douleurs de rhumatisme », écrit-il en 1889 [4].

[1] *In* Lumbroso, p. 321.
[2] *In* Connard, *loc. cit.*, t. I, p. 163, été 1889.
[3] Ces deux extraits sont dus à l'obligeance de M. Connard.
[4] *In* Connard, t. I, p. 164.

Et une autre fois : « Je suis atteint de névralgies affreuses... il me faut une chaleur tropicale [1]. »

Dans une de ses dernières lettres, il écrit à sa mère :

Je suis perclus de névralgies dues à la Seine et à mes mauvaises installations. La chaleur seule en vient à bout [2].

Déjà quelques temps auparavant, parlant à Edmond de Goncourt, il accusait sa grande amie la Seine et disait, en montrant les brouillards qui la recouvraient :

C'est mon canotage là dedans, le matin, auquel je dois ce que j'ai aujourd'hui [3].

On peut lire encore, dans le livre de François, curieux mélange de prescriptions médicales et d'histoires d'amour, ces mots de Maupassant à son valet de chambre, un jour de l'année 1889 :

J'ai des douleurs dans les jointures. A partir de demain je commencerai une série de bains de vapeur. Je vous prie de tout tenir prêt [4].

Il est vraisemblable que ces douleurs, réveillées par le froid et l'humidité, n'étaient autre chose que des manifestations rhumatismales, qui s'exaspérèrent avec les années.

Le froid, d'ailleurs, fut toujours redouté de Maupassant. Nous avons raconté que déjà en pleine jeunesse, au dire de M. Pierre Giffard, il était extrêmement frileux. M. Gistucci, en 1880, fit la même remarque. « Il adorait la chaleur », nous dit son ami.

[1] *In* Lumbroso, *loc. cit.*, p. 249.
[2] *In* Lumbroso, *loc. cit.*, p. 42.
[3] *Id.*, p. 182.
[4] *In* François, *loc. cit.*, p. 227.

Faisant un voyage en Angleterre pendant l'été de 1886, il alla visiter Oxford, un jour de pluie. « Maupassant grelottait de froid », écrit Mme Blanche Roosevelt. Et le lendemain, il quitte l'Angleterre, en donnant cette excuse pour son départ imprévu : « J'ai trop « froid, cette ville est trop froide. Je la quitte pour « Paris; au revoir. Mille remerciements[1] ».

« C'est ainsi que, toujours grelottant, écrit M. Lagriffe, Maupassant apparaîtra à ses amis jusqu'à la fin. »

« Je vais très bien en ce moment, écrit-il à sa mère, en 1887, car mon logis est terriblement chauffé[2]. »

Et, dans les dernières années, c'est une plainte perpétuelle :

« Peux-tu me trouver, écrit-il à son ami Pinchon, une bonne chambre au soleil, avec une bonne cheminée ?... Je suis malade... il me faut une chaleur tropicale[3]. »

Puis, une autre fois :

Cet hiver abominable a fait de moi une plante gelée... La chaleur seule en vient à bout.

Les souffles gelés des neiges m'ont redonné des tas d'accidents. J'allais me sauver je ne sais où, vers le soleil[4]...

Il « grelottait » à l'inauguration du monument de Flaubert.

Une de ses ultimes lettres est presque consacrée tout entière à se plaindre du froid :

[1] *In* Lumbroso, *loc. cit.*, p. 596.
[2] *In* Connard, *loc. cit.*, t. I, p. 161.
[3] *In* Lumbroso, *loc. cit.*, p. 249.
[4] *Id.*, p. 41 et 44.

Il fait ici un temps affreux. La neige voltige encore dans l'air, le thermomètre descend toutes les nuits à 2 ou 3 degrés au-dessous de zéro. C'est horrible. Cet affreux hiver m'a tellement lassé et fatigué, que si je trouve quelque chose de chaud à Nice pour l'hiver prochain, je ne passerai pas de si longues périodes dans le Nord.

J'ai un besoin fou de soleil[1]...

Et, le prochain hiver, il devait le terminer dans la maison du Dr Blanche.

Cette sensibilité extrême au froid est, comme nous l'avons dit, un phénomène bien connu chez les arthritiques et s'explique donc très naturellement chez Maupassant.

Un autre phénomène, assez curieux, et qui nous est signalé par deux témoins, M. Gistucci et M. Henri Amic, consiste dans ce fait que Maupassant, même par les plus fortes chaleurs, ne présentait aucune sudation.

M. Gistucci nous a confirmé par lettre son étonnement à ce sujet :

« Maupassant marchait d'un pas de légionnaire « romain, si je puis ainsi dire, sur les routes pourtant « inondées de soleil et sans verser, ce qui m'étonnait « tant que je lui en fis un jour la remarque, une seule « goutte de sueur. »

De son côté, M. Henri Amic a eu l'extrême obligeance de nous écrire : « Il marchait sans se fatiguer « jamais, sans que jamais une goutte de sueur perlât « sur son front. Il prétendait souffrir de cette séche- « resse de la peau. »

Ce nouveau trouble du système nerveux est intéres-

[1] *In* Connard, t. I, p. 168.

sant en ce sens que cette anomalie dans les fonctions de la peau venait ajouter, par suite de l'excrétion insuffisante, une cause importante d'auto-intoxication secondaire à l'auto-intoxication normale et constante des arthritiques.

Pour être complet, il faut encore signaler les troubles qui, du côté des systèmes digestif, circulatoire et respiratoire, vinrent ajouter leur action à celle de la mauvaise « chimie alimentaire » de l'arthritique, car, dans notre esprit, toutes ces causes doivent être réunies au point de vue de leur influence nocive sur le système nerveux et plus spécialement, sur le cerveau de Guy de Maupassant.

D'autant que certains de ces troubles ne peuvent pas être traités en quantité négligeable, notamment ceux de l'estomac. Si Guy de Maupassant fut en effet pendant quelques années un joyeux compagnon de table, il apparaît que, dès 1883, il eut à souffrir de troubles d'estomac.

« J'irai en Auvergne, à Châtel-Guyon, écrit-il à Mme Lecomte de Nouy, car mon estomac ne va guère [1]. »

Et, depuis lors, il semble bien qu'il souffrit de troubles digestifs d'une façon à peu près continuelle, car, en 1885, il va de nouveau à Châtel-Guyon et il écrit à ce propos :

Baraduc pense que tous mes troubles de l'estomac viennent du foie. Après le foie, on découvrira qu'ils viennent du nez [2].

[1] *In* Connard, t. I, p. 147.
[2] Extrait dû à l'obligeance de M. Connard.

En 1886, il retourne encore à Châtel-Guyon, mais les divers traitements qu'il suivit ne paraissent pas avoir amené grand résultat, car, en 1887, Maupassant ne prenait encore à table ni potage, ni rôti et buvait seulement du thé[1]. En 1889, c'est de nouveau de troubles digestifs qu'il se plaint à M. Pierret. Il ne buvait toujours que du thé. Cherchant constamment une amélioration, il alla ensuite à Plombières, dont il vante l'influence bienfaisante des eaux. Enfin, dans une de ses dernières lettres, il se plaint amèrement de ne plus pouvoir manger[2].

La constance et la modération relative des symptômes, la forme et l'inefficacité des traitements ordonnés permettent de supposer qu'il s'agissait là d'une de ces gastrites chroniques, dans la pathogénie desquelles le système nerveux joue un rôle important.

Il est clair, en tout cas, que ces troubles ne pouvaient que contribuer à la mauvaise élaboration de la nutrition chez Maupassant.

Du côté du cœur, il semble bien que les troubles, dont se plaignit Maupassant à Flaubert, cessèrent par la suite et que, comme nous le disions, il ne s'agissait pas là d'une maladie organique. Car, dans une lettre à son éditeur Havard, de 1883, Maupassant écrit :

« Mon cœur va beaucoup mieux », puis, de même, en 1884, à Mme Lecomte de Nouy : « Quant à mon cœur, il marche avec une régularité d'horloge et je grimpe les montagnes sans le sentir une seconde[3]. »

et, par la suite, il n'en est plus question.

[1] *La Liberté*, Maurice Talmeyr, *loc. cit.*

[2] *In* Lumbroso, *loc. cit.*, p. 460.

[3] *In* Connard, *loc. cit.*, p. 147.

Du côté des voies respiratoires, il est à signaler simplement l'influenza dont parle Maupassant dans deux lettres à sa mère ; mais les lettres datent de 1891 :

J'ai eu l'influenza, dit-il dans l'une, mais elle se guérit depuis deux jours. Elle a été très bénigne[1].

Mon influenza m'a fait assez de mal, dit-il dans l'autre. Quelle horrible maladie[2] !

Voici encore une autre lettre :

Mai 91. 24, rue Boccador.

Ma bien chère mère,

Je suis repris encore par l'influenza. Elle m'a attaqué d'abord par la poitrine ; puis je me suis cru guéri. Elle m'a repris par les fosses nasales et la gorge. Enfin, j'ai pensé que j'en étais quitte, quand elle m'a saisi par la tête, par la migraine, par les yeux et la mémoire. Le changement d'air me remettra tout de suite sans doute, car je ne suis ni maigri (au contraire), ni affaibli, mais abruti. Sais-tu que, dans certaines villes du Nord de l'Italie, il meurt cinquante et soixante personnes de ce mal en ce moment.

Il n'est guère possible de tirer une conclusion précise de ces lettres, car nous n'avons que des détails trop vagues sur les troubles que Maupassant appelle influenza. Il est vraisemblable qu'il s'agissait là d'une de ces affections contagieuses grippales des voies respiratoires qui furent effectivement très fréquentes vers cette époque et qui étaient qualifiées alors du nom générique d'influenza. Il est intéressant de rappeler cependant que « l'intoxication grippale a une action « particulièrement neurasthénisante, épuisante, s'ac-

[1] *In* Lumbroso, *loc. cit.*, p. 43.
[2] *In* Connard, p. 169.

« compagne d'amnésie et d'asthénie mentale, et que « cette infection produit des lésions de méningo-encé- « phalite aiguë, véritable paralysie générale aiguë [1] ».

Si l'on rapproche cette phrase des mots de Maupassant : « l'influenza m'a pris par la tête et la mémoire ; « je ne suis pas affaibli, mais abruti... », l'on peut dire que cette maladie infectieuse, survenue en 1891, eut certainement une action accélératrice sur la marche des lésions cérébrales chez Maupassant.

Jusqu'à présent, les divers symptômes physiques, signalés chez Maupassant, s'expliquent facilement, grâce à la notion du tempérament neuro-arthritique de Maupassant, mais voici maintenant une affection plus intéressante et qui tint une grande place dans la vie pathologique de Guy de Maupassant. Il s'agit de l'affection dont il souffrit du côté des yeux.

On en trouve les premières traces dans une lettre de Flaubert, de mars 1880, mais rien n'indique depuis quelle époque elle durait. « Si ton œil te le permet », écrit Flaubert en donnant un rendez-vous à Maupassant ; puis, plus bas : « Il m'est revenu tant de bêtises « et d'improbabilités sur le compte de ta maladie, que « je serai bien aise, pour moi, pour ma seule « satisfaction, de te faire examiner par mon médecin « Fortin [2]. »

Cet examen eut lieu, le 27 mars, à Croisset. « Je ne « crois pas, écrit M. Lagriffe, que Flaubert ait pu en « retirer comme il le désirait, la plus petite satisfac-

[1] Régis, *Précis de psychiatrie*, p. 756 p. 634 (Pierret et Paret).
[2] *Correspondance de Flaubert*, t. IV, p. 379.

« tion personnelle, car, si l'examen fut long, il dura « plus d'une heure, Fortin ne donna pas son opinion « au bon Flaubert qui se rejeta sur cette hypothèse « que Maupassant avait la même névrose que sa mère. « Maupassant souffrit beaucoup ; il fut obligé de se « coucher, le soir même de l'examen, dès neuf heu- « res[1] ».

Dans une autre lettre, Flaubert dit encore : « Ton œil « te fait-il souffrir ? J'aurai dans huit jours la visite de « Pouchet qui me donnera des détails sur ta maladie « à laquelle je ne comprends pas grand chose[2] ».

Dès cette époque, Maupassant portait un lorgnon à verres colorés et se plaignait constamment chez Havard de ses migraines et de ses yeux, comme nous l'a rapporté M. Connard.

Vers 1883, il se confie au célèbre oculiste, Dr E. Landolt, qui lui donna ses soins jusqu'à la fin de sa vie, car les troubles ne cessèrent pas et allèrent, comme les migraines, en augmentant avec les années.

Les lettres de Maupassant en font foi.

« Mon cœur va beaucoup mieux, mais les yeux n'ont rien gagné », écrit-il de Châtel-Guyon, le 10 août 1883.

« Mes yeux ne vont pas du tout », écrit-il, en 1884, à Mme Lecomte de Nouy, et une autre fois en 1886 : « Pardonnez-moi de vous répondre si peu, je n'y vois plus, tant j'ai fatigué mes yeux[3]. »

A son éditeur Havard :

« Je commence à corriger les épreuves de *Une Vie*, mais

[1] *In* Lagriffe, *loc. cit.*, p. 11.
[2] *Correspondance de Flaubert*, t. IV, p. 385.
[3] *In* Connard, *loc. cit*,, t. I, p. 147 et 158.

je ne puis aller vite, ayant les yeux très malades », et, une autre fois, le 4 juin 1885 : « Mes yeux ne vont pas mieux » ; puis, le 3 mars 1887 : « J'ai les yeux fort malades et je ne puis guère écrire. »

C'est surtout dans les lettres à sa mère que sa plainte se fait douloureuse. Voici quelques passages de ces lettres dont la plupart sont inédits :

Châtel-Guyon, 27 août 1885.

Ma bien chère mère,

Quant à ma santé, j'irai fort bien sans les yeux qui ne subissent aucun changement. J'y vois toujours fort mal, et je ne peux guère écrire plus d'une demi-heure[1].

Mai 1890. De Paris.

Ma bien chère mère,

Je t'écrirai encore une bien courte lettre, car mes yeux sont tout à fait repris. J'ai dû cesser complètement le traitement de Bouchard qui mettait mes nerfs dans un état intolérable et, par là, atteignait la vue. Je ne sais plus à qui m'adresser...

... On m'ordonne des ventouses sèches le long de la colonne vertébrale, dans toutes les insomnies accompagnées de cauchemars. Cela calme instantanément. En réalité, j'ai un rhumatisme normand, augmenté et complété partout et qui paralyse toutes les fonctions. Le mécanisme de mon œil suit tous les états de mon estomac et de mon intestin.

Août 1890. De Plombières.

Ma bien chère mère,

Mes nouvelles seraient bonnes sans l'humidité insupportable de cet air qui entretient mes névralgies de la nuque et des yeux. Le médecin les connaît, croit que j'ai attrapé

1 Tous les fragments inédits sont dus à l'obligeance de M. Connard et nous ne saurions trop l'en remercier.

ces névralgies du cou à Cannes, cet hiver, car elles y sont fréquentes, mais, devant le résultat excellent de Plombières sur mon estomac et sur la santé générale, il est convaincu que le résultat consécutif du traitement sera parfait quand j'irai le chercher dans un climat plus sec. J'ai une peur terrible que ta persistance à rester à Nice tout l'été, n'amène encore dans ta santé des accidents déplorables.

Puis, viennent encore, quelques lettres écrites en 1891 de la rue Boccador quelques mois avant le désastre :

24, rue Boccador.

Ma bien chère mère,

Je suis fort embarrassé, car, pour répondre à ta lettre, j'ai un tas de choses à dire, et il m'est interdit d'écrire une ligne. Tout travail des yeux me rend malade jusqu'au soir. Il faut qu'ils se reposent absolument. Je crois que mon passage à Nice leur a fait le plus grand mal.

Ils ont été mieux lors de mon retour ici, puis, l'affreux temps que nous traversons m'a donné une sensible rechute, avec cette divergence du regard que j'ai déjà eue : 1° Une fois, à Cannes, en écrivant *Bel Ami;* 2° l'année dernière, à Cannes, et, enfin, à Nice cette année.

Quant à la dent, la question est résolue, mais je ne suis pas à bout de tourments. Le Dr Magitot, membre de l'Académie, est celui qui vient d'écrire et va présenter à cette Académie un rapport violent et plein de faits, dont les journaux ont déjà parlé, sur la cocaïne. Il porte à la connaissance de ses confrères trois ou quatre morts par asphyxie, trente ou quarante par empoisonnement, durant cinq ou six mois, par une simple piqûre à la gencive, avec troubles dans le corps entier.

Cet homme est charmant et me connaît comme s'il était mon proche parent... Il a défendu [toute] l'extraction de

que

l'autre dent, affir- ~~que~~ memt ~~quand~~ je n'en souffrirai plus quand le trou de la première serait fermé. Tant que le maxillaire sera exposé à l'air, j'aurai des accidents de l'œil et des sinus qui sont toujours atteints de névralgies.

Or, avant-hier, comme je n'avais pu aller le voir par suite de migraine, il arrive chez moi. C'est un vieux, bien entendu. Il me dit : « Allons, causons. »

La fin de cette lettre est publiée dans le tome Ier de l'édition Connard et nous en parlerons ultérieurement.

24, rue Boccador.

Ma bien chère mère,

Quelques lignes seulement, car Gaucher me défend absolument d'écrire, ce qui amène toujours des contractions de l'œil à éviter jusqu'à guérison...

... Mes yeux eux-mêmes sont un peu mieux. Tu en as la preuve par cette lettre bien plus longue (quatre pages) que je n'aurai crue...

24 février 1891. 24, rue Boccador.

Ma bien chère mère,

Ma santé, par exemple, n'est plus fameuse. Mes yeux demeurent dans le même état, mais je suis certain que cela vient d'une fatigue du cerveau, ou mieux d'une fatigue nerveuse du cerveau, car, aussitôt que j'ai travaillé une demi-heure, les idées s'embrouillent et se troublent en même temps que la vue, et l'action même d'écrire m'est très difficile. Les mouvements de la main obéissent mal à la pensée. J'ai déjà eu ça en écrivant *Fort comme la Mort*. Quand je repose mes yeux deux ou trois jours entiers, ils reprennent tout de suite de la clarté.

Mon médecin, l'académicien et professeur Robin, n'est pas inquiétant[1]...

[1] *In* Connard, Lettre publiée, *loc. cit*, t. IV.

Mars 91. 24, rue Boccador.

Ma bien chère mère,

Mon voyage va peut-être encore se trouver retardé de quelques jours à cause de mes dents. La question est fort importante, car il se peut que l'état actuel de l'œil gauche se trouve lié à celui de la racine de la dent qui est au-dessous. Voilà pourtant quatre mois que l'on soigne cette dent sans résultat...

Cet affreux hiver m'a tellement lassé et fatigué...

Mars 1891. 24, rue Boccador.

Ma bien chère mère,

Mes yeux sont si faibles que je ne peux plus écrire du tout et j'ai aussi l'esprit bien fatigué... Cet hiver du pôle a été affreux. Tout mon jardin d'Etretat est perdu, les lauriers étaient tous morts [1].

En dehors du témoignage de Maupassant, voici encore quelques détails intéressants.

Dans le discours qu'il prononça à l'inauguration du monument de Maupassant, M. de Heredia s'exprime ainsi :

« Il était célèbre, riche et fort. Il paraissait heureux.
« On l'enviait. Nul ne fut plus vraiment misérable.

« La dernière fois que je le vis, il me dit longue-
« ment sa mélancolie, l'ennui de la vie, la maladie
« grandissante, les défaillances de sa vision et de sa
« mémoire, ses yeux cessant tout à coup de voir, la
« nuit totale, l'aveuglement persistant un quart
« d'heure, une demi-heure, une heure... Puis la
« vision revenue dans la hâte, la fièvre du travail repris,
« un arrêt subit de la mémoire... » [2]

[1] *In* Connard, *loc. cit.*, t. I, p. 168.

[2] *In* Lumbroso, *loc. cit.*, p. 206.

Edmond de Goncourt avait été frappé, lui, dans les dernières années, de la « fixité maladive de son regard [1] ».

Voici maintenant une lettre du Dr Landolt, que Maupassant alla voir en 1882-1883, citée par M. Lagriffe :

« Le mal, en apparence insignifiant (dilatation « d'une pupille), me fit prévoir, cependant, à cause « des troubles fonctionnels qui l'accompagnaient, la « fin lamentable... Pendant les premières années, « il était facile de remédier, par des verres appropriés « à la gêne visuelle qu'il éprouvait. Mais plus tard, « elle augmenta, et des troubles plus graves du sys- « tème nerveux s'y joignirent [2]. »

Dans son article sur Maupassant, M. Maurice Talmeyr parle par trois fois des yeux de Maupassant. Voici comment il s'exprime : « D'un bleu mélancoli- « que et vague, congestionnés au point d'en être san- « guinolents », puis la seconde fois : « Seuls, rouges « et tristes sous leur sourire, les yeux... » et enfin, la troisième fois : « Il regardait un instant autour de lui, « cherchait vaguement quelque chose de ses yeux « douloureux et rouges... [3] ».

Le livre de François contient aussi ces phrases intéressantes : « Hier, mon maître a eu la migraine « et, aujourd'hui, il a les yeux rouges [4] », puis plus loin :

[1] *In* Lumbroso, p. 182.
[2] *Id.*, p. 582.
[3] Maurice Talmeyr, *la Liberté*, mars 1911.
[4] *In* François, *loc. cit.*, p. 165.

« Il marche en me parlant et en grignotant un croissant ; il va d'un bout à l'autre du salon, qui est très long, regarde par la fenêtre et s'essuie les yeux. Ils sont bien rouges ses pauvres yeux !.... [1] ».

On se trouve donc en présence d'une affection ayant débuté au minimum treize ans avant la mort de Maupassant et s'étant poursuivie, avec des alternatives d'amélioration et d'aggravation, jusqu'à ses derniers jours ? Qu'était cette affection ?

L'accord est facile avec M. Lagriffe quand il dit que « rien ne prouve que l'inégalité pupillaire, observée en 1882 chez Maupassant, ait appartenu à la paralysie générale et que Maupassant avait peut-être avant sa paralysie générale une autre raison de présenter des troubles pupillaires [2] ».

Là où nous nous séparons de lui, c'est quand il pense, avec M. Lacassagne, que cette autre raison consistait dans la présence d'un iritis chronique.

« Jamais en effet, nous écrit le Dr Landolt, le 22 octobre 1909, Guy de Maupassant n'a été atteint d'iritis spécifique [3]. »

Cette affirmation clôt la discussion pour ce qui est d'un iritis chronique qui pouvait paraître très logique d'ailleurs.

Si l'affection oculaire de Maupassant n'était pas un iritis, qu'était-elle donc ?

[1] *In* François, p. 246.

[2] *In* Lagriffe, *loc. cit*, p. 40.

[3] Nous tenons ici à remercier tout spécialement M. le Dr Landolt pour l'aimable bienveillance dont il a fait preuve à plusieurs reprises à notre égard.

Voici les renseignements que le Dr Landolt a bien vo lu nous communiquer :

Le 22 octobre 1909.

Si j'ai pu, longtemps d'avance, prévoir le mal auquel Maupassant a succombé, c'est que les examens soigneux de la réaction pupillaire et de l'amplitude d'accommodation m'ont montré, sur l'un de ses yeux, de considérables variations.

La loi que j'ai établie (sur le rapport entre la quantité de l'accommodation nécessaire au travail et celle gardée en réserve) m'a permis de lui indiquer très précisément les verres propres au travail.

C'est grâce à ces verres, que Guy de Maupassant a pu travailler en dépit de l'accommodation inégale sur les deux yeux et inconstante sur l'œil malade.

Le 3 novembre 1909.

Le degré de parésie de la pupille et de l'accommodation de l'œil gauche de M. de Maupassant était, comme je vous l'ai dit, variable.

Si, par exemple, le 16 mars 1883, l'amplitude d'accommodation était d'une dioptrie (au lieu de six, correspondant à son âge) elle était nulle, le 22 mai, et de trois dioptries le 19 novembre de la même année.

Au début, la parésie du sphincter de la pupille et du muscle ciliaire s'accompagnait quelquefois de rougeur de la face entière, voire même de la conjonctive de l'œil gauche. Mais cet œil n'était ni enflammé, ni douloureux.

Je ne me souviens pas que M. de Maupassant se soit plaint d'une véritable « cécité subite et passagère ». Il pouvait appeler « cécité » l'impossibilité de voir distinctement de près, où le mettait la paralysie de son accommodation.

Il est à noter que quelquefois même l'accommodation de son œil droit faiblissait.

Un symptôme encore qui doit intéresser M. Pierret est l'embarras de la parole que le malade me signalait en 1883 déjà, comme survenant parfois avec les troubles oculaires « sous l'influence de troubles digestifs »(?)

Quant à la question syphilis, le malade n'a eu connaissance d'aucune infection, et je ne lui ai trouvé aucun symptôme caractéristique.

Enfin, à une troisième demande de renseignements, le Dr Landolt voulut bien nous répondre encore ceci :

1° Dans un cas comme le présent, la gêne résulte moins de l'insuffisance de l'accommodation de l'un des yeux que de l'impossibilité d'accorder les deux ensemble dans le travail binoculaire.

2° Puisque je dis : quelquefois même, cela exclut que l'affection fût définitive[1].

3° La pupille réagissait à la lumière, mais imparfaitement[2].

En prenant à la lettre les constatations du Dr Landolt, on peut donc écrire ceci :

« Guy de Maupassant présentait sur l'un de ses « deux yeux de considérables variations de la réaction « pupillaire et de l'accommodation, ou encore une « accommodation inégale sur les deux yeux et incon- « stante sur l'œil malade. »

Autrement dit, il présentait des troubles paralytiques relevant soit du nerf moteur oculaire commun, soit du sympathique.

1 Ceci, au sujet de la phrase de la lettre précédente « quelquefois même l'accommodation de l'œil droit faiblissait »

2 Nous avons tenu pour respecter complètement sa pensée, à citer complètement et d'un seul trait, les lettres qu'à bien voulu nous écrire le Dr Landolt.

Ces troubles affectaient un œil seulement, le gauche. Cependant, « quelquefois même l'accommodation de « l'œil droit faiblissait ».

Enfin, ces troubles étaient inconstants.

De plus, M. Connard nous signale que Maupassant avait souvent l'œil gauche à demi-fermé, ce qui indique que le releveur de la paupière supérieure était intéressé.

Immédiatement, en face d'une paralysie oculaire, une cause vient à l'esprit : la syphilis. C'est, en effet, la cause la plus fréquente. Pourquoi ne l'admettons-nous pas chez Maupassant, qui était, très probablement, un spécifique? Parce que l'allure clinique, avec sa variabilité, ses régressions, son inconstance, comme dit le Dr Landolt, n'est pas celle des paralysies spécifiques. Ensuite, comment expliquerons-nous ces douleurs que Maupassant ressentait dans l'orbite et dont il se plaint si souvent dans les lettres que nous avons citées?

Doit-on voir là un signe oculaire de la paralysie générale? Nous ne le croyons pas, à cause, d'abord, de l'unilatéralité des symptômes; à cause, ensuite, de la prédominance presque exclusive de la paralysie accommodatrice sur la paralysie du réflexe à la lumière. Le phénomène inverse existe, au contraire, presque constamment. De même, nous n'admettons pas cette hypothèse parce que les autres muscles de l'œil sont généralement indemnes, alors qu'ils étaient presque tous touchés chez Maupassant, comme nous allons le montrer. Là, encore, nous ne saurions comment expliquer les douleurs oculaires, et c'est faire remonter la paralysie générale un peu loin que de l'affirmer de la sorte en 1880, dans le seul but d'expliquer des troubles de la vision.

Ces troubles, d'ailleurs, n'étaient en rien semblables à ceux de la paralysie générale. Flaubert, en 1880, demande à Maupassant de venir le voir « si son œil le lui permet ». Jamais pareille question n'a été posée, dix ans avant l'éclosion de sa maladie, à un paralytique général à propos des troubles oculaires prémonitoires de cette affection.

Il faut trouver une explication qui concorde à la fois avec l'unilatéralité, avec les douleurs et avec la variabilité des symptômes.

Nous croyons qu'il faut voir là, avec M. le professeur Pierret, des troubles paralytiques très souvent signalés chez les malades atteints de migraines avec symptômes ophtalmiques.

Après les lettres de Flaubert et de Maupassant que nous avons citées, il est indéniable, en effet, que les migraines de Maupassant se compliquèrent de phénomènes douloureux du côté de l'œil.

« Ton œil te fait-il souffrir? » demande Flaubert. Et le soir de l'examen de Fortin, Maupassant souffre tellement qu'il doit se coucher.

Plus tard, Maupassant se plaint à tel point des névralgies de son œil que les médecins en sont réduits à lui dire que la douleur est causée par la racine des dents, et on lui soigne ces dents en vain pendant des mois entiers, en même temps qu'on lui défend de les faire arracher. « Tant que le maxillaire sera exposé à « l'air, j'aurai des accidents de l'œil », écrit le pauvre

Maupassant. « Voilà pourtant quatre mois que l'on soigne cette dent sans résultat! »

Ces douleurs, ne correspondant à aucune lésion apparente, étonnaient d'ailleurs beaucoup Flaubert, qui les déclaraient « incompréhensibles », et les mettaient, avec raison, sur le compte d'une névrose. Même il pensait que cette névrose était la même que celle dont était atteinte Mme de Maupassant, et Flaubert, qui connaissait bien cette dernière, savait qu'elle était migraineuse, souffrait des yeux, prenait du chloral et de l'éther[1].

Il est donc bien certain que ces violentes douleurs oculaires, qui durèrent toute la vie de Maupassant, et sans aucune modification extérieure, ni aucune infection du côté de l'œil, ne sauraient être attribuées à une autre cause qu'aux migraines de Maupassant. Et alors l'hypothèse de troubles paralytiques post-migraineux explique tout naturellement la variabilité des symptômes constatés par le Dr Landolt, car les troubles paralytiques post-migraineux disparaissent après les accès pour ne s'établir progressivement qu'à la longue, coïncidence qui est encore notée par le Dr Landolt, lorsqu'il écrit : « Pendant les premières années, il était facile de « remédier, par des verres appropriés, à la gêne vi-

[1] Quelques phrases du récent livre de François, confirme ce que nous avançons :

« Mme de Maupassant est assez contente de sa santé. Du reste « l'hiver ses yeux vont toujours mieux. » P. 223.

« Mon maître reprend sa bonne humeur quand il entend sa mère « lui dire qu'elle se trouve si bien dans ce jardin, que sa santé s'est « beaucoup améliorée, au point de pouvoir dormir sans chloral et « de voir maintenant suffisamment pour lire. » P. 255.

« suelle que Maupassant éprouvait. Mais plus tard elle « augmenta... »

Cette hypothèse explique également fort bien l'unilatéralité des symptômes, la migraine étant par essence unilatérale. Elle explique la demi-paralysie de la paupière gauche, à cause de l'identité d'innervation du releveur de la paupière et du muscle ciliaire [1], de même que la parésie momentanée des droits dont se plaint Maupassant dans la lettre où il parle : « de la divergence du regard que j'ai déjà eue : 1° une fois à « Cannes en écrivant *Bel Ami ;* 2° l'année dernière à « Cannes, et enfin à Nice cette année ».

Les accès de cécité subite dont parle M. de Heredia, sont également très fréquents chez les migraineux ophtalmiques. Même Galezowski en a fait une forme spéciale de migraine ophtalmique : la forme amblyopique [2]. Il est très intéressant de rapprocher de la phrase où M. de Heredia parle des défaillances de la vue de Maupassant : « Ses yeux cessant tout à coup « de voir, la nuit totale, l'aveuglement persistant « un quart d'heure, une demi-heure, une heure... « puis la vision revenue... » de cette autre phase d'une lettre d'un homme également illustre, Mirabeau : « Il m'est arrivé aujourd'hui, à 6 heures du matin, de « rester environ un quart d'heure avec une cécité abso- « lue. Rien n'a précédé cet accident, qu'une douleur « de tête habituelle, mais beaucoup plus forte en me « levant. Quand ma cécité momentanée s'est dissipée,

[1] Mathias Duval et E. Gley, *Traité de physiologie*, p. 849.

[2] Brouardel et Gilbert, *Traité de médecine*, t. X, p. 795.

« j'ai cru voir les objets à travers un brouillard. Je ne « distinguais rien nettement. » Pas n'est besoin de dire que Mirabeau était un migraineux.

Enfin ne peut-on pas considérer comme une véritable preuve que les troubles oculaires de Maupassant étaient bien des troubles paralytiques post-migraineux cette phrase du Dr Landolt : « Au début, la parésie du « sphincter de la pupille et du muscle ciliaire s'accom- « pagnait quelquefois de rougeur de la face entière, « voire même de la conjonctive de l'œil gauche. »

Y a-t-il là quelque chose de commun avec la paralysie spécifique ou celles des paralytiques généraux ?

Et cette autre phase : « L'embarras de la parole que « le malade me signalait en 1883 déjà, comme sur- « venant parfois avec les troubles oculaires, et sous « l'influence de troubles digestifs. »

Phrase si énergiquement corroborée par ce mot de Maupassant, dans sa lettre de mai 1890 :

« Le mécanisme de mon œil suit tous les états de « mon estomac et de mon intestin. »

Qu'on veuille bien se souvenir, au contraire des phénomènes vaso-moteurs, constants pendant et à la suite des paroxysmes migraineux, et en particulier de l'injection péricornéenne ; qu'on se rappelle également le rôle des troubles digestifs comme cause occasionnelle des migraines ; rôle si considérable que des auteurs, Haller, Van Swieten[1], en ont fait la cause unique des crises migraineuses.

Enfin, si l'on dit avec le Dr Landolt, que, dans le

[1] Brouardel et Gilbert, *Traité de médecine*, t. X, p. 689.

cas de Maupassant, « la gêne résulte moins de l'insuf-« fisance de l'accommodation de l'un des yeux que de « l'impossibilité d'accorder les deux ensemble dans le « travail binoculaire », ne trouve-t-on pas là une explication toute naturelle de ces phrases de Maupassant vers la fin de sa vie : « Je ne peux guère écrire plus d'une « demi-heure » ou bien : « Gaucher me défend abso-« lument d'écrire, ce qui amène toujours des contrac-« tions de l'œil » ou encore : « quand je repose mes « yeux deux ou trois jours entiers, ils reprennent tout « de suite de la clarté ? »

N'apparaît-il pas avec évidence, qu'à mesure qu'augmentait la paralysie de l'accommodation l'accord binoculaire se faisait de moins en moins bien jusqu'au moment où l'œil gauche surmené passait de la contraction au spasme et forçait Maupassant désespéré à repousser le livre ou le manuscrit.

N'est-il pas également évident que la fatigue de l'appareil accommodateur survenait progressivement d'une façon de plus en plus rapide, et Maupassant de dire alors douloureusement : « Je ne peux plus écrire « plus d'une demi-heure. »

Une dernière raison, et qui n'en est pas moins excellente pour cela, de ne pas attribuer les troubles oculaires de Maupassant à la paralysie générale, consiste justement dans cette constatation que Guy de Maupassant s'est plaint pendant dix ans et plus de son acuité visuelle, qu'il allait chez les oculistes, disant : Je n'y vois plus, alors que rien de pareil n'existe pour les paralytiques généraux, chez lesquels, au contraire, les troubles paralytiques oculaires sont quelquefois difficilement découverts par le médecin qui les recherche systématiquement.

Il faut donc conclure au sujet des troubles oculaires de Maupassant qu'il fut atteint d'une paralysie de l'accommodation de l'œil gauche, paralysie intermittente d'abord, mais qui alla en s'aggravant progressivement. Cette paralysie doit être regardée comme une paralysie migraineuse, survenant chez un migraineux ophtalmique [1].

Les migraines de Maupassant se compliquèrent d'ailleurs d'autres phénomènes paralytiques. Déjà, en 1883, il se plaignait au docteur Landolt « d'un embar- « ras de la parole, survenant parfois avec les troubles « oculaires, sous l'influence de trouble digestif ». Puis une autre fois il se plaint d'amnésie.

Pendant ses migraines, en effet, Guy de Maupassant oubliait des mots usuels, et il souffrait beaucoup de ce trouble de la mémoire, qu'il attribuait à l'antipyrine. Le fait est signalé dans la thèse de Cornu [2], et M. le professeur Pierret nous a confirmé les plaintes de Maupassant à ce sujet. M. Maurice Talmeyr en parle également dans son article paru dans *la Liberté*.

Pour ce qui est de la rougeur des yeux de Maupassant signalée par plusieurs auteurs, en dehors des phénomènes vaso-moteurs, en corrélation directe avec les migraines et dont parle François quand il écrit : « Hier, mon maître a eu la migraine, et aujour- « d'hui il a les yeux rouges », il est possible que Guy de Maupassant, par suite des efforts prolongés qu'il

[1] Déjerine, *Traité de pathologie générale de Bouchard*, t. V.
[2] Cornu, *loc. cit.*, p. 77.

demandait à ses yeux malades, ait fait, d'une façon presque chronique, de petites poussées de conjonctivite, comme le fait est très fréquent chez les arthritiques qui fatiguent leur vue.

Maupassant d'ailleurs n'eut pas que des troubles de l'acuité visuelle et l'on peut, à plusieurs points de vue, rapprocher de ces mêmes troubles les hallucinations visuelles de Maupassant.

Il est à remarquer d'abord, à leur sujet, que les précédents auteurs s'appuient, pour les nier ou les affirmer, beaucoup plus sur des contes où Maupassant décrit des états hallucinatoires que sur des faits démontrant que Guy de Maupassant eut véritablement des hallucinations. C'est pourtant ce dernier point qu'il est important de mettre en évidence.

MM. Lumbroso, Maynial, Lagriffe et Thomas[1] reproduisent seulement le passage du livre du Dr Sollier : *les Phénomènes d'Autoscopie*, où ce dernier raconte le trait suivant, qu'il dit tenir d'un ami, et qui se serait passé en 1889, c'est-à-dire après la publication de presque tous les contes fantastiques de Maupassant :

Etant à sa table de travail dans son cabinet, où son domestique avait ordre de ne jamais entrer pendant qu'il écrivait, il sembla à Maupassant d'entendre sa porte s'ouvrir; il se retourna et ne fut pas peu surpris de voir entrer sa propre personne qui vint s'asseoir en face de lui la tête dans la main et se mit à dicter tout ce qu'il écrivait. Quand il eut fini et se leva, l'hallucination disparut[2].

[1] Louis Thomas, la Maladie et la Mort de Maupassant (*Mercure de France*, 1er juin 1905).

[2] Dr Sollier, *Phénomènes d'autoscopie*, Félix Alcan, 1903.

Voici un autre, mais seul autre témoignage affirmatif et non douteux.

C'est celui de M. Paul Bourget, qui a bien voulu nous écrire :

C'est en 1883, que Maupassant me fit la confidence d'hallucination, mais gaiement, sans y attacher d'importance. Il me raconta qu'en rentrant chez lui le soir, il voyait son « double » assis au coin du feu. Pour être tout à fait exact, je dois dire qu'il était quelquefois mystificateur. Cependant je ne me rappelle pas avoir eu sur le moment l'impression qu'il s'amusait à se jouer de ma crédulité.

Il y a donc, comme preuve des hallucinations de Maupassant, l'affirmation de M. Paul Bourget, et celle du Dr Sollier. Cette rareté des témoignages ne peut venir que de deux causes : ou que Maupassant n'eut réellement que peu d'hallucinations, ou qu'il n'en fit pas souvent la confidence.

En tous cas, il est une chose remarquable, c'est la concordance des deux récits, indiquant tous deux que Maupassant avait seulement l'hallucination de sa propre personne. Nous essaierons plus loin d'expliquer ce phénomène assez rare. Pour l'instant, ces deux faits se dégagent : hallucinations, probablement rares, et hallucinations autoscopiques.

Et maintenant, quelle est la valeur seméiologique de ces hallucinations ? Il n'est vraiment pas possible de vouloir les faire relever de la paralysie générale de Maupassant. Il faudrait admettre alors, ce dont il n'y a aucune espèce de preuve, que Maupassant était paralytique général, en 1883, et il faudrait aussi oublier que les hallucinations ne sont pas un symptôme de paralysie générale, au sens véritable du mot, mais qu'elles relèvent, lorsqu'on les rencontre dans cette affection, soit d'une intoxication, soit d'une dégénérescence[1].

Tandis qu'au contraire elles s'expliquent le plus simplement du monde, par la présence chez Maupassant, du tempérament épileptisant.

On trouve, en effet, les hallucinations, constamment signalées dans tous les traités classiques, parmi les équivalents épileptiques[2] et un bon nombre des phénomènes rapportés comme auras des crises épileptiques, sont justement des hallucinations des divers sens[3]. Sans compter que, par un autre chemin, on arrive à la même conclusion avec la théorie de Tamburini, la plus admise actuellement, qui fait de l'hallucination une convulsion, une épilepsie des centres sensoriels.

Maintenant, il reste encore une question à examiner. On a dit que, par ce fait que Maupassant avait introduit ses hallucinations dans ses œuvres, il laissait voir qu'elles avaient pris à ses yeux une importance telle que c'était là un signe d'affaiblissement intellectuel, autrement dit de paralysie générale. C'est, au reste, le seul signe sur lequel s'appuie M. Lagriffe, pour affirmer la paralysie générale en 1883.

Les contes hallucinatoires de Maupassant seront examinés ultérieurement, mais l'on peut dire, dès maintenant, que Guy de Maupassant, à notre sens, trouva naturellement et simplement dans ses halluci-

[1] Maurice Ducosté, les Hallucinations dans la paralysie générale (*Revue générale. Encéphale*, 1907, p. 158).

[2] Grasset et Rauzier, *Traité de médecine*, t. X, p. 473.

[3] *Id.*, p. 456.

nations un sujet de conte intéressant. Maupassant n'inventait rien. Il demandait des sujets à tout le monde et les situait ensuite dans un décor et avec des personnages longuement observés par lui. Un jour, il s'est vu lui-même, après avoir probablement fait tout ce qu'il fallait pour cela et entre autres avoir fréquenté le Club des Haschichins[1]; il l'a aussitôt raconté et avec une grande exactitude. La comparaison entre la lettre de M. Paul Bourget et le conte *Lui* est fort suggestive à cet égard. C'est l'identité même.

D'ailleurs, de quel droit écrire que Maupassant était obsédé par ses hallucinations en 1883, parce qu'il a écrit son conte *Lui* vers cette époque, au milieu de cent contes comiques ? N'est-ce pas aller un peu loin dans l'interprétation ?

Il sera démontré ultérieurement, au contraire, que chez Maupassant ce n'était pas l'hallucination qui créait l'obsession, mais bien plutôt l'obsession qui créait l'hallucination.

Au sujet des hallucinations, voici en tout cas, entre beaucoup d'autres qu'il serait facile de choisir, une page de Maupassant fort significative, extraite du conte : *La petite Roque* et qui montre comme Maupassant connaissait bien ces états intermédiaires où plusieurs manifestations du tempérament épileptisant se succèdent.

Renardet, avant de tuer, avant d'avoir son impulsion avait souffert le matin « d'étourdissements et de migraine ». Et plus tard, Maupassant le montre, couché

[1] *In* Lumbroso, *loc. cit.*, p. 104.

« quand une grande lumière tout à coup traversa ses « paupières. Il les ouvrit, croyant sa demeure en feu. « Tout était noir. Alors il va à la fenêtre et il voit « une lueur, une lueur mouvante qui semblait éloi- « gnée » ; puis, « brusquement cette lueur devient une clarté » et il aperçoit dans la nuit, avec épouvante, le cadavre luisant de la petite Roque « éclairant l'ombre autour de lui ».

Ne sont-ce pas là, exactement signalés, les éblouissements, les champs rouges, les scotomes étincelants des épileptiques et des migraineux, montrant la gradation des symptômes depuis le brouillard lumineux jusqu'à l'hallucination ? Renardet, impulsif, obsédé, souffrant d'étourdissements et de migraines, halluciné, c'est Maupassant lui-même.

Si cependant les hallucinations de Maupassant s'expliquent parfaitement par son seul tempérament névropathique, il ne faut pas exclure pour cela la part qui peut revenir dans leur genèse à l'influence des toxiques et de l'éther en particulier. Maupassant, comme il l'a été dit, fréquenta probablement le « Club des Haschichins » où se rendaient des littérateurs à la recherche d'hallucinations[1]. Dans ce cas, l'intoxication remplaçait comme facteur l'auto-intoxication ou plutôt s'ajoutait à elle, mais chaque fois Maupassant était apte à en subir les effets, « hallucinable » pour employer une expression de Féré. Il n'est pas vraisemblable, du reste, que Maupassant poussa à l'excès de substances

[1] Louis Proal, *le Crime et le Suicide passionnels*, Alcan, 1900 p. 396.

toxiques jusqu'au point d'en subir ainsi les effets directs et immédiats. Maupassant était beaucoup trop occupé de sa santé pour se livrer sans frein à l'action de substances qu'il savait parfaitement être nuisibles.

En outre de ses hallucinations de la vue, Maupassant eut-il des hallucinations auditives ? Il semble bien que oui, mais on est réduit à en chercher la preuve dans ses livres, car il n'existe pas de témoignage à leur sujet.

Ce n'est pas qu'il y ait dans l'œuvre de Maupassant des contes dont l'intérêt et la trame reposent uniquement sur des hallucinations auditives, mais nous croyons qu'on peut légitimement surprendre l'hallucination dans ces descriptions, si nombreuses dans Maupassant et dont nous aurons souvent l'occasion de reparler, d'états mixtes d'inquiétude, de crainte, où le sujet a « les nerfs vibrants, le pouls rapide », etc.

En effet, quelle que soit l'évolution ultérieure du conte, Maupassant fait toujours précéder ses paroxysmes impulsifs, hallucinatoires ou douloureux, d'une période de sensibilité particulière qui, par l'exactitude des termes, est un véritable tableau clinique des auras épileptiques. Ainsi, dans *Qui sait*, voici en quels termes Maupassant décrit l'état d'âme de son personnage :

Je n'avais pas peur. Je n'ai jamais eu peur la nuit...

J'avais mon revolver, mais je n'y touchai point, car je voulais résister à cette influence de crainte qui germait en moi.

A mesure que j'avançais, j'avais dans la peau des tressaillements.

Je restai là un peu vibrant. J'avais dans les oreilles

quelques ronflements, mais cela m'arrive souvent. Il me semble parfois que j'entends passer des trains, que j'entends sonner des cloches, que j'entends marcher une foule.

Puis bientôt ces ronflements devinrent plus distincts, plus précis, plus reconnaissables, je m'étais trompé. Ce n'était pas le bourdonnement ordinaire de mes artères qui mettait dans mes oreilles ces rumeurs, mais un bruit très particulier, très confus cependant, qui venait, à n'en pas douter, de l'intérieur de ma maison.

J'attendis... l'esprit lucide, mais follement anxieux...

Voici maintenant la description des auras auditives chez les épileptisants :

Airy avait déjà signalé les bourdonnements d'oreille, la résonance des bruits extérieurs; Piorry cite le cas d'un malade qui croyait entendre un tintement de cloche, un bourdonnement de ruche; Tamin cite le cas d'une migraineuse qui croyait entendre un bourdonnement, une vibration fort analogue au tintement d'une cloche...

Comment ne pas être frappé de l'identité des descriptions et même des termes? Et c'est dans ces passages seulement qu'il faut retrouver la trace des hallucinations auditives de Maupassant. Il n'est pas possible de tenir compte des pages où Maupassant fait parler, par exemple, des apparitions et il est bien plus intéressant de mettre en évidence ces états d'excitation sensorielle, précurseurs des crises, qui, par l'exactitude de leur description, ont une véritable valeur scientifique.

Quelque temps avant sa mort, et en pleine évolution de sa paralysie générale, il est à peu près démontré que Maupassant eut alors de véritables et nombreuses hallucinations auditives.

Les différents symptômes physiques, que présenta Maupassant, pendant cette période de sa vie qui va de l'année 1880 à l'année 1890, peuvent donc s'expliquer très simplement par son tempérament névropathique; il en est de même, et plus facilement encore, pour les particularités de sa personnalité morale.

Certes, les auteurs, qui admettent que Guy de Maupassant était déjà paralytique général en 1880, sont quelque peu gênés par un double fait : d'abord, c'est que, pendant ces dix années, Maupassant écrivit justement toutes ses œuvres, et, ensuite, c'est qu'entre les premiers et les derniers de ses livres, il est impossible, ou à peu près, de faire de différence au point de vue littéraire.

Aussi glissent-ils sur le chapitre intelligence, pour se rattraper sur le chapitre sensibilité. M. Lagriffe, entre autres, fait nettement remonter l'affectivité de Maupassant à l'année 1885, marquée par l'apparition d'*Yvette :* « Pour la première fois, écrit M. Lagriffe, « un de ses héros a mouillé les yeux de Maupassant. « Ce changement assez brusque de caractère, cette

« sensiblerie sont dans les allures de la paralysie « générale[1]. »

Est-il vrai qu'à un moment donné, Maupassant changea de caractère, et même d'une façon assez brusque? Est-il vrai que, jusqu'en 1885, il fut seulement un esprit fort, un satirique impassible, et qu'à date fixe naquirent chez lui la mélancolie, la tristesse et la pitié ?

L'avis unanime est d'abord effectivement que Guy de Maupassant était d'un abord froid et réservé, paraissant extérieurement l'homme le plus indifférent du monde. Voici à ce sujet le témoignage de M. Paul Bourget :

A la distance des années, Maupassant m'apparaît comme ayant été un homme extrêmement maître de lui, méfiant, sous des dehors très simples. Alphonse Daudet se plaignait qu'il fût boutonné jusqu'au menton.

Il observait les gens avec beaucoup de lucidité, et considérait, non sans raison, quoique avec l'exagération de la jeunesse, le monde littéraire comme dangereux. De là, dérivait cette attitude. Mais il était bon, humain incapable d'une méchanceté, d'un abus de plume, et, je crois, d'une rancune. Enfin, c'était le contraire du névropathe littéraire que nous montre Goncourt en s'étudiant lui-même dans son *Journal*. La sensibilité de Maupassant s'exerçait (je parle toujours à cette époque) sur les misères animales plus que sur les autres. C'était avant tout, un artiste appliqué à son affaire, *réalisateur*, c'est-à-dire préoccupé de construire ses ouvrages avec toute la perfection dont il était capable. Ses affections de famille jouaient dans son existence un rôle important dont il ne parlait que rarement.

[1] Lagriffe, *loc. cit.*. p. 20.

M. Pierre Giffard écrit également :

Il n'était pas gai, non plus. Une perpétuelle réserve le dominait. C'était un garçon *en dessous*, dont les jovialités n'étaient jamais bruyantes.

Et, de son côté, M. Pol Neveux s'exprime ainsi :

Beaucoup de politesse, mais aucune expansion. Avec un sourire effacé, il vous laissait parler et son calme vous déroutait.

... Pas un aveu, pas une confidence qui éclairât sa vie ou son labeur... L'éloge même le laissait froid... D'ailleurs il semblait considérer l'art comme un passe-temps. la littérature comme une occupation au moins inutile... et suspectait les mobiles des actes les plus méritoires[1].

Cette indifférence était faite, en effet, à notre sens, moins peut-être d'une réserve et d'une hauteur naturelle qui arrêtait les confidences sur les lèvres de Maupassant, que d'un mépris insurmontable pour le monde où il vivait et les conventions admises. Déjà, à vingt-cinq ans, il disait :

« Plus on est haut, plus on est (ou devient) imbécile[2]. » Et, par la suite, avec quelle ironie ne parle-t-il pas : « des « honnêtes gens autorisés qui ont de la religion et des « principes... ; de la goujaterie naturelle au militaire victo- « rieux... ; de la légère tranche de pudeur dont est bardée « toute femme du monde, mais qui ne recouvre que la « surface[3] » ?

N'est-ce pas lui qui écrit encore : « Il n'y a pas d'hommes « honnêtes, ou bien ils ne le sont que relativement aux

[1] *In* Connard, *loc. cit.*, p. 28.

[2] *In* Connard, *loc. cit.* t. I, p. 114.

[3] In *Boule de Suif*.

« crapules[1] ? » Et encore : « Le mariage est un échange de « mauvaise humeur pendant le jour et de mauvaises odeurs « pendant la nuit[2] » ?

Quant à la femme : « Elle est l'animal sensuel et faux, « chez qui l'âme n'est point, chez qui la pensée ne circule « jamais comme un air libre et vivifiant; elle est la bête « humaine, moins que cela, elle n'est qu'un flanc, une « merveille de chair douce et ronde qu'habite l'infamie[3]. »

Ce mépris presque universel n'empêchait d'ailleurs nullement Maupassant de profiter des plaisirs de toute nature et le livre de *François* montre, conformément à l'avis général, que l'auteur de *Bel-Ami* resta plus ou moins, jusqu'à la fin, le « faune échappé des forêts natales ».

De même, il lui fut toujours très agréable de recevoir chez lui de nombreux invités et d'être alors, comme à vingt ans, le boute-en-train de la bande, avec toujours cette tendance curieuse aux mystifications. Ainsi, un jour, il envoie à une dame un panier de grenouilles, en recommandant bien de ne les donner qu'à la dame elle-même, afin qu'elles se dispersassent dans son salon, après lui avoir sauté à la figure[4]. Une autre fois, il fait manquer le train à tous ses invités, alors qu'il n'a pas de lits pour les faire coucher[5], etc.

M. Lagriffe a donc raison jusqu'à un certain point quand il parle de l'impassibilité hautaine de Maupas-

[1] *Le Testament, Contes de la Bécasse.*
[2] *Une Ruse, Mlle Fifi.*
[3] *Fou? Mlle Fifi.*
[4] *In* François, *loc. cit.*, p. 77.
[5] *Id.*, p. 83.

sant avant 1885 et quand il dit que Maupassant ne donna pas toujours des marques de « sensiblerie ».

Mais qu'on nous permette de citer ici ce beau portrait de Maupassant par Maurice Talmeyr :

Maupassant était, dit-il, le garçon robuste et leste, plutôt petit, mais trapu, de forte encolure et de figure colorée, à qui il ne manquait qu'une blouse sur le dos et un pied de frêne dans la main pour ressembler à un parfait marchand de bestiaux normand. Il n'avait pas seulement une apparence de belle santé, mais l'air de la belle santé elle-même, et de la belle santé campagnarde, rude et fraîche, un peu rougeaude, nourrie et saturée de plein air.

Néanmoins, en causant avec lui, on était frappé par la tristesse profonde et douloureuse de ses yeux. D'un bleu mélancolique et vague, congestionnés au point d'en être sanguinolents, avec une expression de sensibilité maladive, quelque chose de désespéré et pourtant de souriant, ils avaient, dans ce visage carré et hâlé, moitié paysan, moitié loup de mer, et barré d'une moustache, on ne sait quoi d'extraordinaire. C'était la désespérance d'Ossian dans la face du berger Guillot[1].

Ce double aspect du visage reflète à notre sens le double aspect de l'âme de Maupassant dont l'impassibilité ne fut qu'un leurre et qui, toute sa vie au contraire, fut l'homme, extérieurement peut-être le plus froid, mais au fond le plus sensible et même le plus tendre.

« Ses lettres, dit M. Cazalis, témoignaient de la « générosité, de la délicatesse de son cœur et d'une « sensibilité morale qu'il n'aimait pas à laisser voir, ni « soupçonner même[2]. »

[1] *La Liberté*, mars 1911.

[2] *In* Lumbroso, *loc. cit.*, p. 586.

« Derrière le grand chasseur et le grand embrasseur, « il y a un homme méditatif et triste, fin jusqu'à la « souffrance... un faune triste avec des parcelles de « surhomme », dit d'autre part M. Fernand Gregh[1].

« En morale, écrit M. Roujon, il aimait à inspirer « l'indignation. Il affectait l'éthique d'un apache, con- « tempteur de tout, ne croyant en rien, niant la famille, « incapable d'une tendresse, inapte à aimer. Derrière « cette carcasse de carnaval, se cachait un excellent « cœur... Nous savions de quelles attentions délicates « il entourait une mère, éternellement malade, femme « d'une sensibilité suraiguë et d'une culture raffinée, « qu'il adorait[2]. »

Et, d'autre part, bien avant *Yvette*, Maupassant s'est « apitoyé sur ses héros ». Il a déjà compris « depuis longtemps la joie infinie qu'ont les mères « à pétrir dans leurs mains, à laver, à habiller leurs « enfants, à dire : c'est mon petiot, c'est mon petiot[3] » ; déjà il a crié avec Paul Baron, l'amant trahi, « d'une « voix désespérée, suraiguë, surhumaine[4] » ; déjà, il a pleuré sur les ravages de la guerre « broyant des vies, « écrasant des êtres, mettant fin à bien des rêves, à « bien des joies attendues, à bien des bonheurs espérés, « ouvrant en des cœurs de femme, en des cœurs de « fille, en des cœurs de mère, là-bas, en d'autres pays, « des souffrances qui ne finiraient plus[5] » ; déjà il a

[1] Fernand Gregh, *Revue Bleue*, 13 avril 1901.
[2] Henri Roujon, *Grande Revue*, février 1904.
[3] *Histoire d'une fille de ferme, la Maison Tellier.*
[4] *La Femme de Paul, la Maison Tellier.*
[5] *Deux Amis, Mlle Fifi.*

raconté l'histoire de la petite rempailleuse[1] et celle des deux vieillards qui dansent le menuet; déjà il a écouté, près du puits où l'on jette les chiens, « les hurlements « plaintifs, les aboiements furieux ou désespérés, les « appels lamentables » qui montent[2]; déjà il a suivi le cercueil de Mme Baptiste[3] et n'a-t-il pas mis des larmes même dans les yeux de *Boule de Suif?*

N'est-ce pas lui, l'indifférent et le sceptique, qui, en 1875, emmène lui-même au poste de police « un homme « du peuple qui frappait avec fureur un enfant d'une « dizaine d'années[4] »? et n'est-ce pas l'impassible Maupassant qui, à vingt-cinq ans, conçoit un tel chagrin de la mort d'un de ses chiens qu'il ne retourne jamais à l'endroit où on avait dû l'abattre[5]?

Voilà l'homme chez lequel on n'a noté la douleur et la pitié que pour en faire des signes de paralysie générale et dont les larmes ne sauraient être que des larmes de dément.

Et de même peut-on dire que Maupassant ne devint mélancolique et pessimiste qu'après 1885, alors qu'en 1873, à vingt-trois ans, il écrivait : « Je me trouve si perdu, si isolé, si démoralisé[6]... » (démoralisé! quel mot dans la bouche de Maupassant); alors qu'en 1878, il lui venait « par moments, des perceptions si nettes de « l'inutilité de tout, de la méchanceté inconsciente de

1 *La petite Rempailleuse, Contes de la Bécasse.*
2 *Pierrot, Contes de la Bécasse.*
3 *Mme Baptiste, Mlle Fifi.*
4 *In* Connard, *loc. cit.*, t. I, p. 134.
5 *In* Lumbroso, *loc. cit.*, p. 309.
6 *In* Connard, *loc. cit.*, t. I, p. 130.

« la création, du vide de l'avenir (quel qu'il soit)... [1] » et qu'en 1881, en pleine aurore de succès et de célébrité il laissait échapper cet aveu : « J'ai froid plus encore de « la solitude de la vie que de la solitude de la maison [2] » ?

Non, Maupassant n'eut pas à acquérir une sensibilité qui fut la cause nécessaire de son talent et sans laquelle il n'eût pas pu écrire. Ceux qui ont cru à l'impassibilité de Maupassant à une période quelconque de sa vie n'ont pas regardé assez attentivement, car, il l'écrit lui-même : « Je suis de la famille des « écorchés. Mais cela, je ne le dis pas, je ne le montre « pas, je le dissimule même très bien, je crois. On me « pense sans doute un des hommes les plus indifférents « du monde. Je suis sceptique, ce qui n'est pas la même « chose, sceptique parce que j'ai les yeux clairs. Et « mes yeux disent à mon cœur : Cache-toi, vieux, tu « es grotesque, et il se cache [3]. » La raison disait à Maupassant de rester impassible en face de la nature hostile et méchante et, ne pouvant l'être, il voulut du moins le paraître.

Ainsi croyons-nous assister ici au développement des deux tendances que nous avons déjà signalées antérieurement chez Maupassant. D'une part, jeune, robuste, fort et partant plein de désirs, ardent à la vie, avec un cerveau solide d'apparence, débarrassé des entraves de la religion et de la morale, Maupassant apparut à la foule et à ses amis comme un esprit libéré des contingences humaines et superbement fixé dans

[1] *In* Connard, t. I, p. 106.
[2] *Id.*, p. 145.
[3] *In* Connard, *loc. cit.*, t. I, p. 74.

l'impassibilité d'un scepticisme vainqueur,. mais, d'autre part, pour Flaubert, pour sa mère surtout, faible, souffrant, démoralisé comme les autres, Maupassant était aussi comme les autres aimant, pitoyable et bon. Et, « dans les soirs de détresse », « devant sa triste lampe », quand il n'avait pas pu écrire une ligne, Maupassant pleurait aussi ridiculement que les autres [1].

Cette dualité de caractère, qui faisait se succéder pour lui les heures gaies et les heures tristes, cadre fort exactement avec le caractère changeant, inégal, égoïste qu'on décrit chez les épileptiques, et c'est ainsi que, tour à tour philosophe hautain, canotier vigoureux, pessimiste désespéré, amant impatient, Maupassant passait des joies physiques les plus variées aux douleurs morales les plus profondes, allant des unes aux autres d'une façon un peu impulsive et avec un certain manque de mesure, mais, drapé aux yeux de la foule, dans une impassibilité qui n'était qu'un voile trompeur pour les autres et pour lui-même.

M. Maynial avait déjà remarqué que le changement du caractère de Maupassant vers 1885 n'était qu'une apparence.

On a coutume de représenter Maupassant, écrit-il, entre 1876 et 1882, comme un « robuste bourgeois campagnard » débordant de santé... et de belle humeur... un joyeux canotier fier de ses prouesses sur la Seine... et de ses farces au bureau... Ce changement ne fut pas, en réalité, aussi brusque qu'on le croirait... Plusieurs symptômes auraient pu frapper un observateur plus attentif et, par certains aspects de sa nature inquiète, Maupassant justifiait déjà cette épithète de « taureau triste » qu'un de ses amis

[1] *In* Connard, *loc. cit.*, t. I, p. 110 et 130.

devait lui décerner... Déjà, c'est le long cri de détresse que l'écrivain devait jeter un jour dans un de ses romans[1]... ».

Il n'est pas douteux cependant, qu'avec les années la tendance pessimiste du caractère de Maupassant prit le dessus, et si sa conception de la vie ne varia pas à vrai dire, si, dans ses premiers livres autant que dans ses derniers, ses paysans sont grossiers, alcooliques, cupides, ses bourgeois crétins et égoïstes, ses employés minables et ridicules, ses femmes perverses, ses fêtards immoraux et inconscients, il semble bien pourtant qu'avec le temps sa plainte soit devenue plus énergique et plus farouche :

Je sens trop combien est relative la valeur des idées, des mots et de l'intelligence la plus puissante. Je ne puis m'empêcher de mépriser la pensée tant elle est faible... J'ai vraiment d'une façon aiguë, inguérissable, la notion de l'impuissance humaine[2].

Il faut vraiment être bien résolu à la suprême indifférence pour ne pas pleurer de chagrin, de dégoût et de honte, quand on entend l'homme parler[3].

Souvent même sa plainte se fait plus générale et plus philosophique :

Dieu n'aime que tuer. Il a inventé les maladies, les accidents pour se divertir... et puis, il a les épidémies, la peste, le choléra... et il se paye des guerres... pour voir deux cent mille soldats, écrasés dans le sang et dans la boue, crevés, les têtes cassées par des boulets comme des œufs qui tombent sur une route... Il a fait les tout petits animaux qui vivent un jour... qui crèvent par milliards en une heure...

[1] *In* Maynial. *loc. cit.*, p. 219.
[2] *In* Lumbroso, p. 222.
[3] *Sur l'Eau*, p. 48.

Et le bon Dieu regarde, et il s'amuse et il voit tout, lui, les plus grands comme les plus petits, ceux qui sont dans les gouttes d'eau et ceux des autres étoiles. Il les regarde et il s'amuse. Canaille, va[1] !

La dernière phrase de l'*Angélus*, la dernière phrase écrite par Maupassant dans un livre, est encore un blasphème inachevé :

Eternel meurtrier, qui semble ne goûter le plaisir de produire, que pour savourer insatiablement sa passion acharnée de tuer de nouveau ; de recommencer ses exterminations à mesure qu'il crée des êtres. Eternel faiseur de cadavres et pourvoyeur des cimetières, qui s'amuse ensuite à semer des graines et à éparpiller des germes de vie pour satisfaire sans cesse son besoin insatiable de destruction. Meurtrier affamé de mort, embusqué dans l'espace pour créer des êtres et les détruire, les mutiler, leur imposer toutes les souffrances et les frapper de toutes les maladies, comme un destructeur infatigable qui continue sans cesse son horrible besogne. Il a inventé le choléra, la peste, le typhus, tous les microbes qui rongent le corps, les carnassiers qui dévorent les faibles animaux. Seules, cependant les bêtes sont ignorantes de cette férocité, car elles ignorent cette loi de mort qui les menace autant que nous. Le cheval qui bondit au soleil dans une prairie, la chèvre qui grimpe sur les roches, de son allure légère et souple, suivie du bouc qui la poursuit, les pigeons qui roucoulent sur les toits, les colombes, le bec dans le bec, sous la verdure des arbres, pareilles à des amants qui se disent leurs tendresses, et le rossignol qui chante au clair de lune auprès de sa femelle qui couve, ne savent pas l'éternel massacre de ce Dieu qui les a créés. Le mouton qui...[4].

[1] Moiron, *Clair de Lune*.
[2] *L'Angélus*.

Sa main défaillante ne put tracer plus avant l'impuissante et tragique imprécation.

Mais n'apparaît-il pas avec évidence que ce suprême cri de révolte résulte du développement logique et fatal de cette tendance du caractère de Maupassant qui lui faisait, à douze ans, mépriser et tenir pour ridicules les cérémonies religieuses et qui, à vingt-cinq ans, le laissait frémissant devant « la méchanceté inconsciente de la création et le vide de la vie » ?

Pourquoi s'étonner que « l'athlète vainqueur » disparaisse et que seul reste le jeune homme qui, le soir, pleurait parfois « dans sa triste chambre » ? Maupassant n'est-il pas malade ? Au lieu d'avoir encore la robuste santé qui faisait l'admiration de ses camarades, Maupassant n'est-il pas obligé de suivre un régime ? Sa vue n'est-elle pas pour lui l'objet de soucis continuels ? La santé de sa mère n'est-elle pas constamment mauvaise et ne va-t-il pas demain conduire son frère à l'asile ?

En plus de ces motifs qui, à eux seuls, légitimeraient l'accentuation de la tendance de Maupassant à la mélancolie, ne nous dit-il pas lui-même les raisons profondes de son pessimisme grandissant :

Dieu, que j'ai aimé ma liberté, jadis ! La liberté, pour un vieux garçon comme moi, c'est le vide, le vide partout, c'est le chemin de la mort, sans rien dedans pour empêcher de voir le bout !

Lorsque les cheveux blancs apparaissent et, qu'on perd chaque jour, dès la trentaine, un peu de sa vigueur, un peu de sa confiance, un peu de sa santé, comment garder sa foi dans un bonheur possible ?

Des hommes, parcourant d'un éclair de pensée le cercle

étroit des satisfactions possibles, demeurent atterrés devant le néant du bonheur, la monotonie et la pauvreté des joies terrestres. Dès qu'ils touchent à trente ans, tout est fini pour eux. Qu'attendraient-ils? Rien ne les distrait plus; ils ont fait le tour de nos maigres plaisirs [1].

Ainsi, c'est justement quand Maupassant tendait à se détacher de plus en plus du monde extérieur, quand rien ne le « distrayait plus », qu'on l'accuse de sensiblerie. Il faut dire aussi que si le ton de ses livres, de ses romans tout au moins, change un peu, c'est que Maupassant étudiait dans ces cas des personnages tout nouveaux pour lui. « Maupassant, écrit M. Pol Neveux, « dut s'apercevoir qu'appliqué à une Michèle de Burne, « son procédé habituel restait court. Cette âme « fuyante et loyale comportait d'autres commentaires « que Coralie Cachelin ou les sœurs Rondoli. Il fut « bien obligé, en dernier ressort, d'emprunter la « méthode des analystes [2]. »

On ne saurait mieux dire, et il paraît certain, sans qu'il soit besoin de faire intervenir en rien la paralysie générale, qu'il faut expliquer la tristesse et le pessimisme final de Maupassant par le développement naturel de sa mélancolie primitive et originelle. Quant à sa sensibilité proprement dite, nous croyons que, loin d'avoir tourné à la sensiblerie, elle est allée, au contraire, en diminuant avec les années, à mesure que Maupassant se contractait sur un certain nombre d'idées qui vont bientôt tourner à l'obsession.

[1] *Sur l'Eau*, 53.
[2] *In* Connard, t. I, p. 80.

Si, à vingt-cinq ans, Maupassant pleurait, à quarante, il ne pouvait plus que maudire, et c'est alors qu'il écrivait ces lettres ou le désenchantement touche au nihilisme :

Tout m'est à peu près égal dans la vie, hommes, femmes, événements. Voilà ma vraie profession de foi, et j'ajoute, ce que vous ne croirez pas, que je ne tiens pas plus à moi qu'aux autres. Tout se divise en ennui, farce et misère. Je prends tout avec indifférence. Je passe les deux tiers de mon temps à m'ennuyer profondément. J'occupe le troisième tiers à écrire des lignes que je vends le plus cher possible, en me désolant de faire ce métier abominable. ..... Je n'ai pas une espérance qui ne me fasse sourire[1]...

Et pourtant, de même qu'après s'être réfugié dans l'impassibilité contre les vanités de la vie, il avait fini par voir la vanité de cette impassibilité même, de même, malgré son pessimisme et sa désespérance, « Maupassant avait toujours devant lui, dit M. Pol « Neveux, dans son cabinet de travail, ce chef-d'œuvre « de Rodin, cette chimère au nez court, au front « méchant, aux yeux rapprochés, fendant les nues de « ses seins roides, et traînant derrière elle un malheu- « reux qui se tord au-dessus de sa croupe nerveuse. « Chaque fois que j'ai rouvert les livres du maître, le « visage de l'ogresse m'est apparu, et j'ai vu s'étirer « ses flancs de succube. C'est elle qui vous emportait « dans sa course furieuse vers l'idéal menteur, au « pays fabuleux de l'impossible rêve, vous, vos frères « et vos sœurs, pauvres âmes absurdes et pitoyables,

[1] Lettre à Mlle Marie Bashkirtseff. *In* Connard, *loc. cit.*, t. I, p. 107.

« Tante Lison et Miss Harriett, Clochette et Julie
« Romain, vous Mademoiselle Perle, et toi petite
« Chali[1]! »

De même aussi, Maupassant a gardé jusqu'à la fin sa tendresse pour les animaux, les faibles et les enfants. Il eut cette pitié généreuse pour tous les misérables, qu'on appelle aujourd'hui sociale.

Rien ne l'a davantage ému que les dernières heures du chameau abandonné dans le désert :

Lui, nous entendant venir, avait levé sa tête comme un phare..... Or, m'étant retourné longtemps après, j'aperçus, encore dressé sur le sable, le grand col de la bête abandonnée, regardant jusqu'à la fin, s'enfoncer à l'horizon, les derniers vivants qu'elle dût voir[2].

Avec quelle plume angoissée, autant qu'impassible en apparence, n'a-t-il pas décrit la morne vie de l'homme isolé et sans famille :

Il était seul au monde, seul le jour au milieu de ses collègues indifférents, seul la nuit dans son logement de garçon. Il économisait 100 francs par mois pour la vieillesse[3].

Est-il possible en si peu de mots d'exprimer situation plus lamentable ! Et avec quelle précision douloureuse n'a-t-il pas chanté la mort de l'âne, humble et soumis serviteur de l'homme :

Il était étendu sur la poussière noirâtre, sombre lui-même et tellement maigre, que sa peau, usée à la saillie des os, semblait au moment d'être crevée par eux, si la bête

[1] Pol Neveux. *In* Connard, *loc. cit.*, t. I. p. 56.

[2] *Au soleil.*

[3] *Le Père*, *Contes du jour et de la nuit.*

n'avait point rendu le dernier soupir. Toute la carcasse se dessinait sous le poil rongé de ses côtes, et sa tête avait l'air énorme, une pauvre tête aux yeux d'or, tranquille sur son lit de pierre broyée, si tranquille, si morte, qu'elle paraissait heureuse et surprise de ce repos inattendu. Ses grandes oreilles, molles à présent, gisaient comme des loques. Deux plaies vives à ses genoux disaient qu'il était tombé souvent...

et Maupassant songe

au petit bourricot joyeux, à grosse tête, où luisaient de gros yeux, comique et bon enfant, avec ses poils rudes et ses hautes oreilles, gambadant, libre encore, dans les jambes de sa mère[1].

C'est encore Maupassant qui a écrit :

Oh ! la misère des vieux sans pain, des vieux sans espoir, sans enfant, sans argent, sans rien autre chose que la mort devant eux ! Y pensons-nous aux vieux affamés des mansardes ! Pensons-nous aux larmes de ces yeux ternes qui furent brillants, émus et joyeux, jadis[2]...

Aussi s'est-on probablement trompé en parlant de la neurasthénie de Maupassant, de même qu'en parlant de la forme neurasthénique des débuts de sa paralysie générale.

D'abord, il a manqué à Maupassant nombre des symptômes importants de la neurasthénie, comme la céphalée constante, l'asthénie musculaire, les vertiges, etc., et, pour ce qui est des plaintes qu'il laissait entendre sur sa santé, il faut bien reconnaître, qu'elles n'avaient, après les faits que nous avons signalés, rien

[1] *Mont-Oriol*, p. 277.
[2] In *Sur l'Eau*, p. 114.

d'imaginaire. Perdant la vue, secoué par des migraines de plus en plus violentes, souffrant constamment de l'estomac, frappé dans ses affections les plus chères, n'est-il pas admirable, au contraire, que Maupassant ait eu, malgré toutes ces misères, le courage de s'asseoir chaque matin à sa table de travail et de donner jusqu'à la fin à ses lecteurs, deux, trois et même quatre volumes par an.

C'est l'œuvre de Maupassant qui est le meilleur argument contre sa neurasthénie. Même en 1890, il écrit encore trois volumes, et quelle lutte fut plus farouche, plus énergique, plus tragique que celle qu'en 1891 livra Maupassant à la souffrance et à la folie, en voulant écrire quand même son *Angélus*, déclarant qu'il se tuerait s'il devait y renoncer[1] ?

Maupassant fut jusqu'à la fin obstiné, travailleur, intéressé, cherchant à gagner de l'argent pour vivre dans l'indépendance[2], « réalisateur[3] » comme dit M. Paul Bourget, travaillant méthodiquement, chaque matin, de sept heures à midi[4]. Le caractère principal du neurasthénique est au contraire une fatigue habituelle, une asthénie constante qui l'empêche de se livrer à aucun travail et surtout justement le matin, car le neurasthénique n'est jamais plus fatigué que quand il se lève. Maupassant était donc bien l'opposé d'un neurasthénique.

De même, loin de tout rapporter à lui-même, loin de

[1] *In* Lumbroso, p. 63.
[2] Henri Roujon, *Grande Revue*, février 1904.
[3] Lettre citée plus haut.
[4] *In* Lumbroso, p. 339.

se plaindre sans cesse, Maupassant s'efforçait, dans chaque lettre, de rassurer sa mère sur son état de santé[1] et, pour ce qui est de sa mélancolie, autant la tristesse d'un neurasthénique est égoïste, personnelle et souvent stupide, autant celle de Maupassant était généreuse, philosophique, humaine. Ce serait faire une grave erreur que de confondre en cette occasion, pessimisme et neurasthénie.

Guy de Maupassant apparaît donc, en résumé, comme un triste, un pessimiste, mais un triste bon et pitoyable pour les petits, les malheureux et les animaux, sceptique et méprisant pour les riches, pour les maîtres et, par extension, pour le Maître suprême. On a pu dire que, de son œuvre, « se dégage une impres-
« sion de tristesse morne telle que jamais aucun écri-
« vain, en commençant par le *Livre de Job*, en finis-
« sant par Schopenhauer ou Leopardi, n'est parvenu
« à produire[2] »...

« Ce n'est ni de la mélancolie lyrique..., ni une
« crise de douleur..., ni les formules incisives d'une
« pensée philosophique..., ni du désespoir..., c'est la
« sensation du néant même. Jamais une parole de
« consolation, jamais une lueur d'avenir meilleur[3]..»

Et, d'autre part, ce pessimiste, par un contraste tiré de sa nature, devenait subitement parfois l'homme le plus joyeux et le plus gai, se divertissant même à des farces enfantines, tandis que, répondant en même

[1] *In* Lumbroso, 44.
[2] Emile Faguet, *Revue Bleue*, 15 juillet 1893.
[3] Dr N. Bajenow, *Archives d'anthropologie*, janvier 1904, Maupassant et Dostoïewsky.

temps aux appels de sa constitution robuste, Maupassant se donnait tout entier et volontairement aux joies et aux plaisirs de toute nature qu'il put rencontrer sur sa route. Voulant jouir de la vie, justement parce qu'il la méprisait, Guy de Maupassant s'efforça de vider jusqu'au fond la coupe des plaisirs et savoura âprement, d'autre part, la lie des douleurs humaines ; aussi nous apparaît-il tour à tour comme un don Juan ou un Werther. Si le côté pessimiste de son caractère prit finalement le dessus, il faut voir là l'action du temps, des maladies et du malheur, et il n'est nullement besoin de faire intervenir la paralysie générale pour expliquer la tristesse plus marquée des dernières années.

Mais, dans le développement extrême, dans l'exaspération de cette double tendance optimiste et pessimiste, commune à chaque être, il faut reconnaître certainement encore l'influence de la névrose, cause nécessaire et suffisante d'une hyperexcitabilité qui est peut-être tout le génie des grands hommes.

Sous l'action de son tempérament névropathique, Guy de Maupassant trouva donc, dans les misères de sa vie, des raisons suffisantes d'accentuer son pessimisme, mais, en ruminant sa mélancolie, le « taureau triste » ne devait pas seulement aller jusqu'au nihilisme philosophique et, sur la terre sombre de la névrose, d'autres « fleurs du mal » devaient pousser.

Le développement anormal des deux tendances, qui faisaient le fond de sa personnalité morale, finit, en effet, par conduire Guy de Maupassant jusqu'aux perversions et jusqu'aux obsessions.

Et, ici encore, il ne faut pas parler de paralysie générale, car Maupassant a toujours eu conscience et dominé ses obsessions et vainement avons-nous cherché la phrase risquée ou impropre, montrant qu'il a perdu son contrôle sur elles. Dans quelle langue, au contraire, les a-t-il chantées :

« Je rêve un papillon qui serait grand comme cent
« univers, avec des ailes dont je ne puis même expri-
« mer la forme, la beauté, la couleur et le mouvement.
« Mais, je le vois, il va d'étoile en étoile, les rafraî-

« chissant et les embaumant au souffle harmonieux et « léger de sa course. Et les peuples de là-haut le regar- « dent passer, extasiés et ravis [1]. »

Certains voient dans ces lignes un signe d'affaiblissement intellectuel; il est préférable et plus simple d'y voir le lyrisme et l'imagination dont le cœur de Maupassant était rempli, mais dont sa méthode littéraire lui interdisait de tirer parti dans ses livres. Et quant à ceux qui découvrent justement un signe de paralysie générale dans un changement, assez relatif d'ailleurs, de méthode et de forme qu'on a appelé, avec plus ou moins de raison, la seconde manière de Maupassant, ceux-là devront bien reconnaître que, si le fait de changer de manière littéraire était un signe avant-coureur de démence, il est peu d'écrivains qui ne mourraient pas dans un asile.

Mais on retrouve facilement, dans la vie comme dans l'œuvre de Maupassant, la trace certaine de ces stigmates psychiques : impulsions, perversions, obsessions, phobies, qui sont le lot des dégénérés. La moitié peut-être des héros de Maupassant sont des anormaux ou des déséquilibrés.

C'est :

..... l'amazone amoureuse de son cheval, le sang aux joues, de la folie dans le regard, et dont le mouvement précipité de la course fait vibrer les nerfs d'une jouissance solitaire et furieuse [2].

Voici quelques types d'impulsifs : Rose, la fille de ferme, qui soudain

[1] *Le Horla.*

[2] *Fou*, *Mlle Fifi.*

.....partit. Elle filait, droit devant elle, d'un trot élastique et précipité, et, de temps en temps, inconsciemment, elle jetait un cri perçant [1].

C'est le président du Tribunal assassin :

Souvent on rencontre de ces gens chez qui détruire la vie est une volupté !... Ce doit être un étrange et savoureux plaisir que de tuer, d'avoir là, devant soi, l'être vivant, pensant ; de faire dedans un petit trou, rien qu'un petit trou ; de voir couler cette chose rouge qui est le sang, qui fait la vie, et de n'avoir plus, devant soi, qu'un tas de chair molle, froide, inerte, vide de pensée.

... Je ne pouvais plus résister, j'ai tué une petite bête pour essayer, pour commencer.

... J'ai pris le petit oiseau dans ma main, dans ma main où je sentais battre son cœur. Il avait chaud. Je suis monté dans ma chambre. De temps en temps, je le serrais plus fort ; son cœur battait plus vite ; c'était atroce et délicieux. J'ai failli l'étouffer. Mais je n'aurais pas vu le sang.

Alors j'ai pris des ciseaux, de courts ciseaux à ongles, et je lui ai coupé la gorge en trois coups, tout doucement. Il ouvrait le bec, il s'efforçait de m'échapper, mais je le tenais, oh ! je le tenais ; j'aurais tenu un dogue enragé ! Et j'ai vu le sang couler. Comme c'est beau, rouge, luisant, clair, du sang ! J'avais envie de le boire. J'y ai trempé le bout de ma langue ! C'est bon. Mais il en avait si peu, ce pauvre petit oiseau ! Je n'ai pas eu le temps de jouir de cette vue comme j'aurais voulu. Ce doit être superbe de voir saigner un taureau.

Et puis j'ai fait comme les assassins, comme les vrais. J'ai lavé les ciseaux, je me suis lavé les mains, j'ai jeté l'eau et j'ai porté le corps, le cadavre, dans le jardin pour l'enterrer. Je l'ai enfoui sous un fraisier. On ne le trouvera

[1] *Histoire d'une fille de ferme, la Maison Tellier.*

jamais. Je mangerai une fraise à cette plante tous les jours. Vraiment, comme on peut jouir de la vie quand on sait !

... J'étais allé me promener dans le bois de vernes. Je ne pensais à rien, non, à rien. Voilà un enfant dans le chemin, un petit garçon qui mangeait une tartine de beurre.

... L'envie de le tuer me grisait comme de l'alcool. Je m'approchai tout doucement, persuadé qu'il allait s'enfuir. Et voilà que je le saisis à la gorge... Je le serre, je le serre de toute ma force ! Il m'a regardé avec des yeux effrayants ! Quels yeux ! Tout ronds, profonds, limpides, terribles ! Je n'ai jamais éprouvé une émotion si brutale... mais si courte ! Il tenait mes poignets dans ses petites mains, et son corps se tordait ainsi qu'une plume sur le feu. Puis il n'a plus remué.

Mon cœur battait, ah ! le cœur de l'oiseau ! J'ai jeté le corps dans le fossé, puis de l'herbe par-dessus.

Je suis rentré, j'ai bien dîné. Comme c'est peu de chose ! Le soir, j'étais très gai, léger, rajeuni, j'ai passé la soirée chez le préfet. On m'a trouvé spirituel [1].

Voici encore quelques exemples :

C'est un amant, caché sous le lit de sa maîtresse, qui regarde les pieds du mari aller et venir sur le parquet :

Les pieds étaient si près de moi qu'une envie folle, stupide, inexplicable, me saisit de les toucher tout doucement [2]... ;

c'est un malheureux qui va se suicider et qui écrit avant de se tuer :

J'éprouve chaque jour, en me rasant, un désir immodéré de me couper la gorge [3] ;

c'est l'homme respectable, le savant, qui, de passage

[1] *Fou, M. Parent.*

[2] *Marroca, Mlle Fifi.*

[3] *Suicidé, Sœurs Rondoli.*

dans une auberge, brusquement, pousse la servante dans sa chambre :

Epuisée enfin, elle tomba et je la pris brutalement, par terre, sur le pavé[1]...

Qu'on se rappelle Maupassant quittant subitement un ami pour aller satisfaire un impérieux désir sexuel.

Il est vraiment remarquable, dans le cas du président assassin, par exemple, de constater comme tous les états progressifs de l'idée obsédante sont rigoureusement observés, depuis le premier moment où l'idée germe, jusqu'à la minute où le malade, très conscient de ses actes, ne peut plus résister à la force invincible qui l'entraîne; rien de plus scientifique, également, que toutes les explications qu'il essaye de se donner; rien de plus vrai, enfin, que la sensation de délivrance et de plaisir qui suit l'acte accompli.

Pour pouvoir noter avec ce soin minutieux les tares, l'état d'âme, la succession des pensées, le mécanisme des conceptions de ces dégénérés; pour pouvoir arriver à cette richesse de documentation, à cette exactitude, à cette précision véritablement scientifique, il fallait de toute nécessité que Maupassant s'adressât à sa réaction propre, à son observation personnelle, et il fallait qu'il eût lui-même un tempérament névropathique pareil. Un autre célèbre écrivain, Dostoïewsky, a décrit admirablement la psychologie des dégénérés. Or, Dostoïewsky, comme Maupassant, était un épileptique, et le Dr Bajenow les réunit fort justement dans une même étude[2].

[1] *Un Fils*, *Contes de la Bécasse*.

[2] Dr Bajenow, *loc. cit.*

Dans un ordre d'idées identique, mais en se plaçant alors au point de vue des perversions de la sensibilité, on retrouve dans la vie et l'œuvre de Maupassant les mêmes stigmates indiscutables de dégénérescence.

« Maupassant, dit M. Maynial, goûtait une volupté « aiguë à dépasser les limites ordinaires des forces « humaines ; toute manifestation effrénée de la faculté « d'agir et de sentir, toute secousse nerveuse, toutes « les ivresses de l'imagination et les émotions raffinées « l'agitaient profondément, et il recherchait au besoin « par des excitants artificiels l'exaltation qu'il aurait « dû fuir[1]. »

C'est ici le lieu de rappeler les paroles du Dr Meuriot : « Maupassant courut toute sa vie après des jouissances « qu'il n'a jamais pu atteindre », il buvait « du « haschisch, de l'éther, de la morphine ». Aux anesthésiques il ajoutait les parfums, et le livre de François signale, à plus d'une page, l'emploi exagéré qu'en faisait son maître[2]. « Maupassant, dit également « M. Dorchain, se donnait des symphonies d'odeur, « et il nous montrait sur sa table une rangée de flacons « à parfums[3]. » Une autre fois, sur la fin de sa vie, Maupassant dit à son valet de chambre : « Toutes « ces odeurs m'ont fait beaucoup de mal », et il lui ordonne d'enlever une série de flacons à parfum qu'il a retirés de son cabinet de toilette.

Dans ses œuvres, du reste, souvent Maupassant s'occupe des odeurs :

[1] Maynial, *loc. cit.*, p. 225.
[2] *In* François, *loc. cit.*, p. 34, 286.
[3] *In* Lumbroso, p. 56.
[4] *In* François, p. 286.

..... de toutes les odeurs errantes, celles des rues, des champs, des maisons, des meubles, les douces et les mauvaises, les odeurs chaudes des soirs d'été, les odeurs froides des soirs d'hiver,

ranimant :

de lointaines réminiscences, comme si les senteurs gardaient en elles les choses mortes embaumées à la façon des aromates qui conservent les momies[1].

Il s'est plu à décrire sa maîtresse dormant :

tandis que l'accablante chaleur faisait pointer sur sa peau brunie de minuscules gouttes de sueur et dégageait d'elle, de ses bras relevés sous sa tête, de tous ses replis secrets, cette odeur fauve qui plaît au mâle[2].

Ce sont, d'ailleurs, ses sens qui lui donnent ses pires émotions et lui font écrire ses phrases les plus désespérées sur l'impuissance humaine :

Je ne peux plus voir ma femme venir vers moi. J'ai cru jadis que son baiser m'emporterait dans le ciel. Elle fut souffrante, un jour, d'une fièvre passagère et je sentis dans son haleine, le souffle léger, subtil, presque insaisissable, des pourritures humaines. Oh ! la chair, fumier séduisant et vivant, putréfaction qui marche, qui pense, qui parle, qui regarde et qui sourit, où les nourritures fermentent et qui est rose, jolie, tentante, trompeuse, comme l'âme[3]...

D'autre part, M. Ragusa a conté comment Guy de Maupassant entra et

..... demeura plusieurs heures dans l'appartement habité auparavant par Richard Wagner, hôte, pendant un hiver

[1] *Mont-Oriol.*

[2] *Marroca, Mlle Fifi.*

[3] *Un cas de Divorce (l'Inutile Beauté).*

entier, de l'auberge des Palmiers dont les murs vibrèrent des dernières et immortelles notes de *Parsifal*, quand ce chef-d'œuvre était encore un secret pour le monde.

Maupassant demeura longtemps immobile devant l'armoire ouverte et parfumée encore de l'essence de roses dont le grand maître parfumait toujours son linge. Humant ce parfum, il sentait une communion d'âme avec l'immortel compositeur. Quelle étrange contradiction dans la nature du pauvre Guy! ajoute M. Ragusa. Au moment où il se remplissait la poitrine de l'essence de roses, il ne paraissait pas le même homme qui s'était fait cuisiner la chair d'un charretier mort sur la route[1].

Voici l'autre anecdote dont veut parler M. Ragusa et qui se serait passée pendant le voyage de Maupassant en Italie :

Une nuit que l'écrivain sortait d'un cercle, il vit tomber à ses pieds, du sommet d'une haute voiture, un charretier. Il le fit conduire à l'hôpital, mais le malheureux mourut en arrivant.

L'étrangeté commence quand Maupassant pria le médecin, qui était un de ses amis, de lui donner un morceau de chair de ce cadavre une fois l'autopsie faite. Le lendemain, le médecin le contenta et Maupassant porta le morceau de chair à son cuisinier, le fit apprêter et le mangea pour se payer une curiosité d'anthropophage. Il pouvait dire alors, par expérience, que la viande humaine est insipide au palais et qu'elle a une saveur de veau fade[2].

C'était Maupassant qui racontait ce fait et il tint une autre fois les mêmes propos à M. Henri Amic : « La « chair humaine est un mets excellent. — Vous avez

[1] *In* Lumbroso, *loc. cit.*, p. 409.
[2] *In* Lumbroso, *loc. cit.*, p. 408.

« mangé de l'homme? — Non de la femme. C'est déli-
« cat et savoureux. J'en ai repris[1]. »

De deux choses l'une, ou les faits étaient faux et l'on voit bien alors avec quel étonnant manque de mesure Maupassant choisissait ses plaisanteries, ou ils étaient vrais et ils acquièrent alors une grande importance comme stigmates de dégénérescence. Cette dernière hypothèse ne nous paraît pas du tout impossible.

Voici enfin dans l'œuvre de Maupassant, la description très nette d'un cas d'inversion génitale :

J'aime les fleurs, non point comme des fleurs, mais comme des êtres matériels et délicieux. Je passe mes jours et mes nuits dans les serres, où je les cache comme les femmes des harems. Qui connaît, hors moi, la douceur, l'affolement, l'extase frémissante, charnelle, idéale, surhumaine de ces tendresses et de ces baisers sur la chair rose, sur la chair rouge, sur la chair blanche, miraculeusement différente, délicate, rare, fine, onctueuse des admirables fleurs... J'ai parfois pour une d'elles une passion qui dure autant que son existence. On l'enlève alors de la galerie commune et on l'enferme dans un mignon cabinet de verre où murmure un fil d'eau contre un lit de gazon tropical... Et je reste près d'elle, ardent, fiévreux et tourmenté, sachant sa mort si proche et la regardant se faner, tandis que je la possède, que je l'aspire, que je bois, que je cueille sa courte vie d'une inexprimable caresse[2]...

Si Maupassant se livra ainsi aux jouissances maladives des anesthésiques et des parfums, peut-être était-ce autant pour échapper au continuel tourment des idées obsédantes nées de son pessimisme que

[1] *In* Lumbroso, *loc. cit.*, p. 401.
[2] *Un cas de Divorce (l'Inutile Beauté).*

pour satisfaire aux besoins d'une sensibilité physique exaspérée.

Car la notion qu'il eut toute sa vie « d'une façon « aiguë, inguérissable, de l'impuissance humaine[1] » finit dans les dernières années par engendrer dans son esprit un ensemble d'obsessions qui devinrent comme le thème général de son œuvre. Et voici venir le noir cortège des idées obsédantes, voici venir la Peur, voici la Solitude et l'Amour, la Folie et la Mort.

Pourtant là encore, Maupassant trouvait un plaisir morbide à s'analyser lui-même, à observer ses sensations, et cherchait une volupté perverse dans la constatation de son néant, tellement qu'on a pu dire sans exagérer qu'il eut autant l'amour que la phobie de la Peur, de la Solitude ou de la Mort.

Dès son premier livre, Guy de Maupassant décrit les effets de la peur et l'année suivante il consacre un conte entier à son étude :

La peur (et les hommes les plus hardis peuvent avoir peur), c'est quelque chose d'effroyable, une sensation atroce, comme une décomposition de l'âme, un spasme affreux de la pensée et du cœur, dont le souvenir seul donne des frissons d'angoisse.

Cela a lieu dans certaines circonstances anormales, sous certaines influences mystérieuses en face de risques vagues. La vraie peur, c'est quelque chose comme une réminiscence des terreurs fantastiques d'autrefois. Un homme qui croit aux revenants et qui s'imagine apercevoir un spectre dans la nuit doit éprouver la peur en toute son épouvantable horreur[2]...

[1] *In* Connard, *loc. cit.*, t. I, p. 58.

[2] *La Peur. Contes de la Bécasse.*

Et plus loin :

J'eus une telle angoisse du cœur, de l'âme et du corps, que je me sentis défaillir, prêt à mourir de peur.

Puis une autre fois :

Je me retourne brusquement, parce que j'ai peur de ce qui est derrière moi.

C'est dans le conte *Lui* que Maupassant s'exprime ainsi. Et l'on peut justement reconstituer complètement dans la vie de Maupassaut tous les épisodes de ce conte, ce qui lui donne la haute valeur d'un document autobiographique.

Si l'on ajoute en effet à la lettre de M. Paul Bourget au sujet des hallucinations de Maupassant, les récits de MM. Pipitone et Ragusa, on reconstitue tout le conte :

Guy de Maupassant, disent-il, buvait parfois, non pour le plaisir de boire, mais pour la tragique nécessité de se soustraire à lui-même, à cause de la peur indéfinissable qu'il avait de l'inconnu, peur qui, souvent, le faisait se retourner, comme une détente, pour voir derrière lui, alors qu'il était seul.

Et ils racontent aussi qu'une femme leur fit la confidence que Maupassant l'avait emmenée un soir « parce qu'il avait peur la nuit[1] ».

Or le conte *Lui* a pour thème l'histoire d'un jeune homme qui se marie parce qu'il a peur, la nuit, de voir apparaître son ombre. Et il espère que lors-

[1] *In* Lumbroso, *loc. cit.*, p. 407.

qu'il aura près de lui une compagne, l'apparition n'osera pas se montrer.

Mais pourtant, comme il l'a été dit, Maupassant aimait sa souffrance. Il avait autant l'amour que l'obsession de la peur :

Que ne firent pas, ajoute M. Ragusa, Pipitone et Berlioz pour ne pas le faire descendre dans l'horrible sépulture des moines? Je ne puis le dire. Pourtant, il voulut descendre, quitte à se désespérer, quand il serait là-bas, par l'illusion maladive de ne plus pouvoir sortir et cela lui sembla une grâce, un miracle de se trouver dehors quelque temps après y être entré. Il sortait de ces corridors souterrains comme si l'éternité avait commencé ; il éprouvait le besoin de voir un peu de verdure et des fleurs[1]...

Et la jouissance morbide qu'il éprouvait dans sa souffrance transparaît dans les termes presque voluptueux qu'il emploie pour la décrire :

Oh ! personne ne peut comprendre, à moins de les avoir ressenties, ces épouvantables et stupides terreurs. L'âme se fond ; on ne sent plus son cœur ; le corps entier devient mou comme une éponge ; on dirait que tout l'intérieur de nous s'écroule[2]...

Il faut rappeler ici que « Moreau de Tours, Rey-« nolds, Ramskill, Trousseau, etc., ont relevé la con-« nexion des peurs morbides avec l'épilepsie et montré « que les peurs subites et sans motif, tantôt remplacent « les accès, tantôt les précèdent ou les suivent[3]. »

Tout jeune, Maupassant avait également laissé voir

[1] *In* Lumbroso, *loc. cit.*, p. 410.
[2] *Apparition.*
[3] Féré, *les Epileptiques*, p. 425.

son penchant pour la solitude en se murant dans l'indifférence.

Quant à moi, disait-il avec orgueil, j'ai fermé mon âme. Je ne dis plus à personne ce que je pense et ce que j'aime. Me sachant condamné à l'horrible solitude, je regarde les choses, sans jamais émettre mon avis. J'ai des phrases banales pour répondre aux interrogations de chaque jour et un sourire qui dit oui quand je ne veux même pas prendre la peine de parler. J'ai toujours été un solitaire, un rêveur; j'ai vécu seul, sans cesse, par suite d'une sorte de gêne qu'imprime en moi la présence des autres...

... Je sens entrer en moi l'ivresse d'être seul... Quinze jours sans parler, quelle joie[1] !

La solitude seule lui permettait de se baigner dans

..... l'indépendance et la fantaisie de sa pensée [1], d'écouter au minuscule battement de la pendule troublant seul l'immense repos des éléments, la surprenante sensation des solitudes illimitées, où les murmures des mondes, étouffés à quelques mètres de leur surface, demeurent imperceptibles dans le silence universel[2].

Mais le remède était pire que le mal et bientôt Maupassant n'aura pas de plus amère souffrance que la sensation de cette solitude qu'il avait demandée au désert et qui pèse à présent sur lui, inéluctable et fatale, même au milieu des multitudes.

Personne jamais n'appartient à personne... Nous sommes plus loin l'un de l'autre que les astres... Je ne me sens jamais plus seul que lorsque je livre mon cœur à quelque

1 *Sur l'Eau.*
2 *La Nuit.*

ami, parce que je comprends mieux alors l'infranchissable obstacle. Il est là, cet homme; je vois ses yeux clairs sur moi! mais son âme, derrière eux, je ne la connnais point. Il m'écoute. Que pense-t-il? Oui, que pense-t-il? Tu ne comprends pas ce tourment? Il me hait peut-être? ou me méprise? ou se moque de moi? Il réfléchit à ce que je dis, il me juge, il me raille, il me condamne, m'estime médiocre ou sot? Comment savoir ce qu'il pense? Comment savoir s'il m'aime comme je l'aime? et ce qui s'agite dans cette petite tête ronde? Quel mystère que la pensée inconnue d'un être, la pensée cachée et libre que nous ne pouvons ni connaître, ni conduire, ni dominer, ni vaincre!

Et moi j'ai beau vouloir me donner tout entier, ouvrir toutes les portes de mon âme, je ne parviens point à me livrer, je garde au fond, tout au fond, ce lieu secret du Moi où personne ne pénètre. Personne ne peut le découvrir, y entrer, parce que personne ne me ressemble, parce que personne ne comprend personne.

Me comprends-tu, au moins, en ce moment, toi? Non, tu me juges fou!

Et à cette obsession de la solitude éternelle vient parfois se mêler un frisson, car, « quand nous sommes « seuls longtemps, nous peuplons le vide de fantô- « mes [1] », et c'est quand Maupassant est seul que l'hallucination reparaît. « J'ai peur tout seul la nuit... »

Guy de Maupassant chercha, quoi qu'on en ait dit, un remède dans l'amour, mais là encore, la contradiction éternelle du tempérament de Maupassant se révèle.

Extrêmement robuste au point de vue de la partie purement médullaire des plaisirs sexuels, « il ne

[1] *Solitude, M. Parent.*

[2] *Le Horla.*

« refusa jamais à son tempérament les satisfactions « qu'il réclamait[1] », mais il faut se rappeler à ce sujet, le mot de Féré : « Ne fait pas d'abus vénérien qui « veut[2] » et reconnaître encore dans cette hypersensibilité la trace de la névrose.

Il est des moments, écrit Maupassant, où j'ai envie de crier de plaisir avec les chouettes, de courir sur les toits comme un chat et un invincible désir d'aimer s'allume dans mes veines[3]... ; en certains jours, j'éprouve l'horreur de ce qui est jusqu'à désirer la mort ; en certains autres, au contraire, je jouis de tout à la façon d'un animal[4]...

Il y a dans ses livres, écrit M. Maynial, l'inquiétude perpétuelle, absorbente de la femme, une sorte d'obsession, non de l'amour, mais de ce qu'il a de plus primitif et de plus général, de l'instinct sexuel ; il considère tous les gestes de l'amour comme des phénomènes si naturels qu'on les doit décrire sans embarras, ni trouble ; le désir, qui se renouvelle sans cesse, n'a d'intérêt que son assouvissement régulier, toute explication psychologique est fausse. Et c'est cela, ajoute fort justement M. Maynial, qu'on a appelé par un singulier sophisme la santé et la sagesse de Maupassant[5].

Sans aller jusqu'à dire, avec Max Nordau, que tout Maupassant se résume dans « l'action hypnotisante d'un jupon sur un érotique[6] », il est certain que plane sur toute l'œuvre de Maupassant un certain lyrisme

[1] Maynial, *loc. cit.*, p. 226.
[2] *Famille nevropathique*, p. 29.
[3] *La Nuit.*
[4] *Sur l'Eau.*
[5] Maynial, *loc. cit.*, p. 226.
[6] Max Nordau, *Vues du dehors.*

sensuel et vulgaire, donnant l'illusion de la vigueur saine au premier aspect, mais laissant vite apercevoir au médecin la tare pathologique qui s'y dissimule.

Il suffit de se rappeler quelques descriptions :

Ses seins étranges, allongés et droits, aigus comme des poires de chair, élastiques comme s'ils eussent renfermé des ressorts d'acier, donnaient à son corps quelque chose d'animal, faisaient d'elle une sorte d'être inférieur et magnifique, de créature destinée à l'amour désordonné, éveillaient en moi l'idée des obscènes divinités antiques, dont les tendresses libres s'étendaient au milieu des herbes et des feuilles...

Et jamais femme ne porta dans ses flancs de plus inapaisables désirs..., tandis que la chaleur dégageait d'elle... cette odeur fauve qui plaît au mâle[1].

Une autre fois, il admire, en ces termes, la Vénus de Syracuse :

Elle est grasse, avec la poitrine forte, la hanche puissante et la jambe un peu lourde ; c'est une Vénus charnelle qu'on rêve couchée en la voyant debout. Son bras tombé cache ses seins ; de la main qui lui reste, elle soulève une draperie dont elle couvre, avec un geste adorable. le lieu secret du culte vénérien. Tout le corps est fait, conçu, penché pour ce mouvement ; toutes les lignes s'y concentrent ; toute la pensée y va. Ce geste simple et naturel, plein de pudeur et d'impudicité, qui cache et montre, voile et révèle, attire et dérobe, semble définir toute l'attitude de la femme sur terre[1].

Ailleurs, Maupassant plaint Mlle Perle qui ne saura jamais :

[1] *Marocca*, *loc. cit.*

[2] *In* Lumbroso, *loc. cit.*, p. 552.

.... la rapide et divine sensation de cette caresse, de cette folie qui donne aux amoureux plus de bonheur en un tressaillement que n'en peuvent cueillir, en toute leur vie, les autres hommes [1].

et, le faune reparaissant, il trouvait que les grandes négresses laissaient sur leur passage « un fumet de « chair humaine à tourner les cœurs les plus solides [2] ».

Mais quelques pages plus loin, quand se tait un instant la voix obsédante de ses sens, l'autre Maupassant reparaît, le Maupassant qui se rit de toute espérance, le Maupassant pessimiste et sceptique, et il maudit alors l'amour avec d'autant plus d'énergie, qu'il s'est davantage imposé à lui tout à l'heure.

La femme,

..... je l'ai toujours haïe, méprisée, exécrée, car elle est perfide, immonde, bestiale, impure; elle est la femme de perdition, l'animal sensuel et faux chez qui l'âme n'est point, chez qui la pensée ne circule jamais [3]...

Puis, sa colère tombée, il se prend à rêver à l'amour pur, sain, éternel :

Un cœur qui bat quand vous paraissez, un œil qui pleure quand vous partez, sont des choses si rares, si douces, si précieuses, qu'il ne les faut jamais mépriser [4].

Et, reconnaissant enfin, que l'amour, d'où qu'il vienne, d'une mère ou d'une femme, reste la seule consolation de son cœur en détresse, il s'écrie :

Comme il y a des êtres malheureux! Je sentais peser sur cette créature humaine l'éternelle injustice de l'impla-

[1] *Mlle Perle, la Petite Roque.*

[2] *Au Soleil.*

[3] *Id.*

[4] *Miss Harriett.*

cable nature. C'était fini pour elle, sans que, peut-être, elle eût jamais eu ce qui soutient les plus déshérités, l'espérance d'être aimée une fois[1].

et, dans un vertige obsédant de tendresse il fait s'enfuir un prêtre « devant la splendeur d'une nuit d'été[2] ».

Malade et vigoureux, érotique et aspirant à l'amour idéal, tel encore, éternellement double, apparaît donc Guy de Maupassant.

Eut-il aussi, comme on l'a dit, l'obsession de la folie? En eut-il la phobie? La chose paraît tout à fait discutable, car jamais, dans ses lettres, Maupassant n'exprime la peur de devenir dément, et, si l'on peut mettre au rang de ses thèmes généraux : la Folie, c'est à condition d'entendre par ce mot, toutes les manifestations psychopathiques quelles qu'elles soient. Car les fous dont parle Maupassant sont ou des obsédés, ou des hallucinés, ou des impulsifs, ou des invertis, ce ne sont pas des déments et si, par suite de sa réaction propre, il a pu décrire ces cas de psychiatrie très spéciaux, Maupassant n'a jamais décrit de démence, n'a jamais parlé de la folie en elle-même, comme il a parlé de la peur par exemple.

Un jour, Maupassant s'est demandé s'il allait vers la démence et, ce jour-là, il n'a pas eu peur, il n'a pas fait de généralisation ni de contes, il a dit à son médecin : « Vais-je vers la folie ? Si oui, dites-le moi. Entre la folie « et la mort, mon choix est fait. Je n'hésiterai pas[3] ».

[1] *Miss Harriett.*
[2] *Clair de Lune.*
[3] *In* Lumbroso, *loc. cit.*, p. 69.

Et, au lieu de concentrer son esprit comme il avait cependant l'habitude de le faire, il se contentait de dire : « Seuls, les fous sont heureux, car ils ont perdu le sens de la réalité [1] ».

Maupassant n'a pas eu non plus, comme on l'a dit à tort, la phobie de la Mort. Il en a eu la simple obsession. Il trouvait, avec quelque raison, la Mort une nécessité épouvantable, mais il ne l'a jamais crainte pour lui-même.

Si on a cru voir chez lui une peur véritable et personnelle de la mort, c'est à cause des plaintes qu'il exprimait sur sa santé et des soins qu'il prenait à ce sujet; or, comme Maupassant était effectivement fort malade, et cela d'une façon constante, il est bien évident que ses plaintes et ses soins étaient fort légitimes.

Mais s'il n'a pas eu la crainte égoïste et personnelle de la mort, il en a bien eu l'obsession philosophique et générale. Ce n'est pas sur sa mort que Maupassant pleure, mais sur la mort de toute la nature.

Sa pitié va aux bêtes qui tombent sur la route, aux plantes qui se fanent, aux jours qui finissent :

Il est mort. Comprenez-vous ce mot? Jamais, jamais, nulle part, cet être n'existera plus...

Jamais aucun visage ne renaîtra semblable au sien. Jamais, jamais...

Elle a existé vingt ans, pas plus, et elle a disparu pour toujours, pour toujours, pour toujours... Elle pensait, elle souriait, elle m'aimait. Plus rien.

[1] *In* Lumbroso, *loc. cit.*, p. 411.

Et je pensais que son corps, son corps frais et chaud, si doux, si blanc, si beau, s'en allait en pourriture dans le fond d'une boîte sous la terre.

Et son âme, sa pensée, son amour ? Où [1] ?

Voici un autre exemple :

Jamais un être ne revient, jamais. On garde les moules des statues, les empreintes qui refont toujours des objets pareils ; mais mon corps, mon visage, mes pensées, mes désirs ne reparaîtront jamais. Et pourtant il naîtra des milliers, des milliards d'êtres qui auront dans quelques centimètres carrés un nez, des yeux, un front, des joues et une bouche comme moi et aussi une âme comme moi, sans que je revienne, moi, sans que jamais même quelque chose de moi reconnaissable reparaisse...

A quoi se rattacher ? Vers qui jeter des cris de détresse ? A quoi pouvons-nous croire ?... Vous aussi, vous sentirez l'effroyable détresse des désespérés ; vous vous débattrez éperdu, noyé dans les incertitudes. Vous crierez « A l'aide ! » de tous côtés et personne ne vous répondra. Vous tendrez les bras, vous appellerez pour être secouru, aimé, consolé, sauvé et personne ne viendra [2].

Ainsi, en dépit de tous ses blasphèmes, comme Nietzsche et tant d'autres hautains et farouches philosophes, Maupassant cherchait sous le ciel vide « une divinité perdue [3] » !

Mais, de toutes ses réflexions, de tous ses retours sur lui-même, de toutes ses souffrances intimes, devait surgir définitivement le grand tourment de Maupassant l'obsession véritablement importante et capitale, l'obsession de lui-même.

[1] *La Tombe.*

[2] *Bel Ami*, p. 162.

[3] Nietzsche, *Humain, trop humain.*

Combien de fois Maupassant se plaint-il de cette faculté douloureuse d'analyse qui caractérise l'homme de lettres.

N'enviez pas l'écrivain, dit-il, il semble avoir deux âmes : l'une qui note, explique, commente chaque sensation de sa voisine ; l'autre, l'âme naturelle, commune à tous les hommes ; et il vit condamné à être toujours, en toute occasion, un reflet de lui-même et un reflet des autres, condamné à se regarder sentir, agir, aimer, penser, souffrir, et à ne jamais souffrir, penser, aimer, sentir comme tout le monde, bonnement, franchement, simplement, sans s'analyser soi-même après chaque joie et après chaque sanglot.

S'il cause, sa parole semble souvent médisante..., s'il écrit, il ne peut s'abstenir de jeter en ses livres tout ce qu'il a vu... et s'il aime, s'il aime une femme, il la dissèque comme un cadavre dans un hôpital.

C'était ce continuel tourment qui mettait dans ses yeux une désespérance infinie « quand il errait par « les vallons provençaux, promenant, au soleil tamisé « par les grisâtres feuillettes des oliviers, sa pauvre « tête malade où vivait une obsession[1] ». En vain s'enfuyait-il en Afrique, en vain demandait-il à l'éther un secours de quelques moments, le second Maupassant était toujours là, présent, fouillant son cerveau, inscrivant ses sursauts de peur, debout devant la femme qu'il allait aimer, et même au fond du désert, était encore là, penché implacablement sur sa solitude.

« La dernière fois que je vis Guy de Maupassant,

[1] *Sur l'Eau*, p. 110.

« dit M. de Heredia, il me raconta l'obsession con-
« stante, odieuse, de cet autre soi-même, qui assiste
« à tous vos actes, à toutes vos pensées, et qui vous
« souffle à l'oreille : « Jouis de la vie ; bois, mange,
« dors, aime, travaille, voyage, regarde, admire. A
« quoi bon ? Tu mourras[1] ».

C'était surtout la nuit que l'obsession revenait, que l'Autre se faisait plus pressant. Et même, un soir où le pauvre conteur était plus triste, plus absorbé, un soir où « il était las, las à pleurer, las à ne plus avoir « la force de se lever pour boire un verre d'eau[2] », un soir où il était un peu fiévreux et frissonnant, un peu « vibrant », ce soir-là, l'Autre apparut.

C'est là, à notre sens, un des points capitaux de l'histoire pathologique de Guy de Maupassant.

Remarquons, en effet, que toutes les hallucinations que l'on connaît de Maupassant sont des cas d'hallucination autoscopique.

Or, il est à peu près admis actuellement, que l'hallucination n'est pas un phénomène sensoriel, mais bien intellectuel. Du souvenir à l'obsession, de l'obsession à l'hallucination, il n'y a que des différences de degrés, que franchissent, suivant les cas, les différents sujets, par suite de conditions pathogéniques encore mal déterminées.

Maupassant le savait bien, lui qui a écrit :

Et soudain, dans une brusque hallucination qu'enfanta son idée fixe, elle crut voir, elle vit, comme elle les avait

[1] *In* Lumbroso, *loc. cit.*, p. 206.
[2] *Au Soleil.*

vus si souvent, son père et sa mère se chauffant les pieds au coin du feu[1].

De même une autre fois, Maupassant montre bien le point de départ cérébral de l'hallucination, quand il raconte la violente émotion qu'il éprouva en se trouvant dans une forêt de chênes-lièges, dont l'écorce avait été enlevée, les faisant apparaître tout rouges :

..... pareils à une forêt de suppliciés, une forêt sanglante de l'enfer.

L'émotion fut si forte, dit-il, que je crus entendre des plaintes, des cris déchirants, lointains, innombrables et qu'ayant touché, pour raffermir mon cœur, un de ces arbres, je crus voir, je vis, en la retournant vers moi, ma main toute rouge[2].

Maupassant, dégénéré supérieur, est donc passé un jour de l'obsession de lui-même à l'hallucination de lui-même. C'était un épileptisant, c'est-à-dire un héréditaire, à système nerveux irritable. Il est allé de l'obsession à l'hallucination, parce que son tempérament lui permettait de franchir cette étape de la névrose, en accolant à la représentation mentale de son idée fixe, cet appoint sensoriel qui différencie l'hallucination, et en est le caractéristique.

[1] *Une Vie*, p. 338.
[2] *Sur l'Eau*, p. 215.

Ainsi les différentes manifestations pathologiques que l'on signale dans la vie de Guy de Maupassant, jusqu'au moment où la maladie qui le guette va le saisir, peuvent facilement s'expliquer par la notion de la dégénérescence originelle de l'auteur de *Boule-de-Suif*.

Il reste maintenant à examiner ce qu'il y a de vrai dans l'opinion des auteurs qui ont cru reconnaître dans certaines parties de l'œuvre de Maupassant, des signes d'affaiblissement intellectuel et de paralysie générale. C'est en particulier au sujet du *Horla* que cette critique a été formulée, et beaucoup de lecteurs de Maupassant ont accolé dans leur esprit l'idée de ce conte et celle de la folie de Maupassant, l'un expliquant l'autre, et réciproquement. M. Lagriffe également a écrit que le *Horla* n'est pas autre chose que « la plainte angoissante et épouvantable du délirant qui souffre[1]. »

Il nous apparaît plutôt que le *Horla* n'est qu'un conte fantastique, à la manière d'Edgard Poe. Trois sortes de preuves peuvent en être données.

[1] Lagriffe, *loc. cit.*, p. 62.

D'abord le *Horla*, tel qu'il parut en 1887, n'était que la seconde édition, revue et augmentée, d'un premier conte paru avec le même titre dans le *Gil Blas* du mardi 26 octobre 1886. Et l'on peut alors remarquer immédiatement que la plupart des idées délirantes et des développements risqués reprochés à Maupassant, ne sont que des enjolivements apportés après coup et rendus nécessaires par ce fait que le *Horla* paraissait dans un livre et non plus dans les étroites colonnes d'un journal.

C'est ainsi que, dans cet article, véritable ébauche du *Horla* définitif et qu'on trouve dans l'édition Connard, la plupart des épisodes du conte sont extrêmement réduits et, pour en citer un, par exemple, l'épisode si important du navire brésilien est à peine cité vers la fin. D'autre part, le héros du conte est dans une maison de santé. Cette remarque, que primitivement Maupassant avait fait de son héros un fou, a bien sa valeur, car si *le Horla* n'est pas invention pure mais est bien au contraire « la plainte angoissée d'un délirant qui souffre », il n'est pas possible que Maupassant ait ainsi, de sa plume encore consciente, osé signer lui-même le diagnostic de sa folie.

La trame du *Horla* est d'ailleurs construite beaucoup trop logiquement et régulièrement pour qu'on puisse y reconnaître l'œuvre d'un écrivain dont le délire conduit la plume.

Maupassant y montre toutes ses habituelles qualités de conteur, intercalant au centre de son récit l'anecdote du vaisseau brésilien, afin d'éveiller l'attention du lecteur et ajoutant l'épisode du Mont-Saint-Michel, de même qu'il décrit les hallucinations, invraisemblables et puériles, mais suggestives, de la rose et du lait.

Et, dans ce cadre habile, tous les thèmes habituels dont joue Maupassant sont réunis et exposés les uns après les autres avec une gradation parfaite : cauchemars, vertiges, obsessions, impulsions, angoisse et peur, hallucinations ; et même, pour piquer la curiosité du lecteur, Maupassant ajoute cette fois l'autoscopie négative.

Le héros du conte est d'abord malade (cauchemars, vertige, angoisse), ensuite il arrive à constater la présence près de lui d'un être invisible, grâce à ce qu'on pourrait appeler quelques plaisanteries hallucinatoires que lui joue ce même être invisible ; puis cet être le commande et le domine (obsessions, impulsions), jusqu'au moment ou l'halluciné finit par comprendre que son persécuteur est l'être inconnu qui, après avoir détruit l'homme, doit devenir à son tour le maître de la terre.

Partant de cette idée et voulant faire un conte sur ce thème qu'un être inconnu est en train de détruire l'homme et de prendre sa place, Maupassant, de toute nécessité, devait bien d'abord faire percevoir cet ennemi mystérieux. Et il a trouvé là l'occasion toute naturelle de raconter, une fois de plus, l'ensemble de ces manifestations névropathiques qu'il ne décrit si souvent et si bien que parce qu'il les éprouvait lui-même.

S'il y a quelque chose de pathologique, en effet, dans *le Horla*, c'est simplement la description des obsessions, des impulsions, des phobies et des hallucinations de

Maupassant sur lesquelles il est inutile de revenir et aussi très nettement le récit de ses états d'anxiété, de surexcitation nerveuse, de fièvre, dont il fait toujours précéder la description de ses paroxysmes psychiques.

> J'étais fiévreux, j'avais l'œil dilaté, les nerfs vibrants, les oreilles bourdonnantes[1]...

Ce sont les mêmes termes dont il s'est servi dans *Sur l'Eau* pour raconter les prodromes de ces migraines :

> A peine couché, je sentis que je ne dormirai pas et je demeurai sur le dos, les yeux fermés, la pensée en éveil, les nerfs vibrants[2]... ;

ou, dans *Lui*, *Qui sait ? Apparition*, pour décrire les minutes qui précèdent ses hallucinations :

> Je me sentais las,... j'avais peut-être un peu de fièvre... puis soudain un frisson me courut dans le dos...[3], j'étais un peu vibrant[4] ;

ce sont encore les mêmes termes dont il se sert quand ses personnages vont tuer ou violer dans une impulsion subite[5].

La description, sans cesse répétée, parce que journellement observée, de ces sensations si particulières est bien la signature de la névrose de Maupassant.

Déjà M. Maynial avait bien remarqué cet état particulier d'anxiété fébrile et de surexcitation dans lequel

[1] *Le Horla.*
[2] *Sur l'Eau.*
[3] *Lui.*
[4] *Qui sait?*
[5] *La Petite Roque*, *Fou.*

Maupassant place toujours ses sujets, lorsque quelque chose doit survenir, impulsion ou hallucination, d'inexplicable. Le héros du *Horla*, écrit M. Maynial, est un malade, « souffrant de la fièvre, d'insomnies, « d'énervement incurable, il a le pouls rapide, l'œil « dilaté, les nerfs vibrants, autant de symptômes que « nous avons notés dans le cas de l'auteur lui-même[1]. »

Et plus loin, à propos de *Qui sait*, M. Maynial, remarque encore que toujours « les conditions de la « sensibilité du témoin sont les mêmes[2] ».

Mais à part la description de ces états anxieux qui ne sont rien autre chose que des auras épileptiques et la description plus générale des impulsions, obsessions et hallucinations de Maupassant, il ne faut rien chercher de pathologique dans le conte *le Horla*.

« Idées de grandeur, idées d'énormité, idées de né- « gation ; idées de possession », dit M. Lagriffe.

Il faut bien cependant reconnaître que Maupassant, voulant faire percevoir et faire agir un être extraordinaire qui va succéder à l'homme « car là et là seulement est le but et l'intérêt de son conte », ne pouvait cependant pas raconter ce fait merveilleux avec les mêmes phrases que le voyage de *Boule de Suif*.

Et, sans vouloir descendre jusqu'aux détails, n'y a-t-il pas, au contraire, un grand charme, une grande et philosophique poésie dans l'idée de cet être futur qui viendra et tuera l'homme « comme le vautour a tué la colombe et l'homme le lion ».

[1] *In* Ed. Maynial, *loc. cit.*, p. 248.
[2] *Id.*, p. 252.

Et n'est-ce pas une éloquente plainte que celle de Maupassant, et magnifique, et vraie :

Pourquoi pas d'autres éléments que le feu, l'air, la terre et l'eau? Ils sont quatre, rien que quatre, ces pères nourriciers des êtres! Quelle pitié! Pourquoi ne sont-il pas quarante, quatre cents, quatre mille?

Oui, pourquoi, M. Lagriffe ?

« Ah ! l'éléphant, l'hippopotame, que de grâce ! Le chameau, que d'élégance ! »

Vraiment, s'il faut voir là des idées délirantes, il faut ranger, non seulement parmi les névropathes, mais parmi les aliénés, tous les poètes, tous les rêveurs, tous ceux qui sentent mieux et plus que les autres.

D'ailleurs, cette idée que le monde pourrait être constitué autrement est une idée familière et chère à Maupassant. Il la reprend dans *Sur l'Eau* à plusieurs reprises.

Faut-il que nous ayons l'esprit, lent, fermé et peu exigeant, pour nous contenter de ce qui est? Comment se fait-il que le public du monde n'ait pas encore crié : « Au rideau », n'ait pas demandé l'acte suivant avec d'autres être que l'homme, d'autres formes, d'autres fêtes, d'autres plantes, d'autres astres, d'autres inventions, d'autres aventures?

Et une autre fois :

Si les hommes avaient reçu en dons d'autres organes puissants et délicats... combien plus varié serait le domaine de notre savoir et de nos émotions[1].

Et une autre fois encore :

[1] *Lassitude.*

Ah ! si les poètes pouvaient traverser l'espace, explorer les astres, découvrir d'autres univers, d'autres êtres, varier sans cesse pour mon esprit la nature et la forme des choses, me promener sans cesse dans un inconnu changeant et surprenant, ouvrir des portes merveilleuses sur des horizons inattendus[1]...

Dans *le Horla*, avec l'aide de sa sensibilité maladivement aiguë, sous une forme saisissante, hachée, brutale, exaspérée, mais logique et voulue, Maupassant a une fois de plus, laissé voir un peu de sa belle âme inquiète et triste, et il ne faut trouver là que le cri habituel de son cœur désespéré et désenchanté ! Mais la foule lui demandait toujours des contes joyeux et lubriques, et déjà, à l'apparition du volume, surprise et déroutée, elle lui jetait à la face le mot de folie.

Maupassant, d'ailleurs, prévoyait lui-même cette ingratitude, et son valet de chambre, François, raconte qu'après avoir envoyé le manuscrit du *Horla*, Maupassant lui dit :

Avant huit jours, tous les journaux publieront que je suis fou.

A leur aise ma foi, car je suis sain d'esprit et je savais très bien, en écrivant cette nouvelle ce que je faisais. C'est une œuvre d'imagination qui frappera le lecteur[2].

Et voilà, d'autre part, ce qu'a bien voulu nous écrire l'intime ami de Maupassant, M. Robert Pinchon :

Deux ou trois jours après la publication du *Horla* dans le *Gil Blas* du 26 octobre 1886, je déjeunais avec Maupassant. Nous avons parlé de sa dernière nouvelle et, comme je lui

[1] *Sur l'Eau*, p. 57.
[2] *In* François, *loc. cit.*, p. 93.

dis qu'elle allait révolutionner bien des cervelles, il partit d'un bel éclat de rire, franc, sain, qui attestait que, quant à lui, il n'avait pas la cervelle troublée. Je vous assure que, dans l'intimité de notre tête-à-tête, je n'ai remarqué nulle préoccupation en son esprit du sujet macabre qu'il venait de traiter. Or, dans le cas contraire, il n'aurait pas manqué pour chercher à me convaincre, de revenir à l'idée qui l'aurait encore dominé, comme cela arrive à ceux qui se livrent aux études d'occultisme et qui en subissent l'influence persistante. Il n'en fut rien. Et par la suite il continua à travailler avec la plus grande liberté d'esprit à des sujets tout autres. Car quelques jours après *le Horla*, paraissait dans le même journal, le 9 novembre, une de ses farces du plus franc comique, *le Trou*, que vous pourrez lire dans le même volume que *le Horla.*

Vous penserez comme moi, sans doute, que ce n'est pas là l'œuvre d'une imagination que le « surnaturel » commence à détraquer.

Au surplus, comme on va le voir, et il n'est pas besoin de souligner l'importance de cette constatation, la preuve est à peu près faite que l'idée première du *Horla*, c'est-à-dire la conception du conte, cette conception soi-disant délirante et même démentielle, n'est pas due à Maupassant. Elle lui aurait été, au contraire, suggérée, puis, Maupassant après débats entre camarades, se serait finalement décidé à en tirer un conte.

Voici, en effet, ce qu'on peut lire dans le *Journal* des Goncourt :

C'est Porto-Riche qui a donné à Maupassant l'idée du *Horla* et celui-ci fut inquiet quand on découvrit en sa présence dans cette nouvelle le commencement de la folie de Maupassant. Si cette nouvelle est d'un fou, dit-il, c'est moi le fou.

Et voici, enfin, ce qu'a bien voulu nous écrire M. de Porto-Riche lui-même :

Je n'ai pas fourni à Maupassant l'idée du *Horla* au sens exact de ce mot.

Toutefois le sujet de cette nouvelle fut agité entre lui et moi, et je dois ajouter, ce qui alors est rigoureusement véridique, que nombre de ses contes macabres ou mélancoliques lui ont été suggérés par moi. J'ai toujours eu du goût pour le fantastique (témoin mes premiers livres). Et le désir de voir réaliser, par un homme de génie, des histoires que je n'aurais sans doute pas terminées ou que j'aurais mal écrites, m'engageait à lui offrir (à lui imposer malgré sa résistance) toute les bizarreries de mon imagination. Maupassant, du reste, a peu inventé et nous lui apportions tous des sujets dont il tirait un parti merveilleux. Pauvre Maupassant !

On voit donc, à la lumière de ces documents, que *le Horla* n'est pas la longue plainte d'un dément, mais bien un conte logiquement construit sur une idée qui prête à de jolis développements et qui n'est, d'ailleurs, probablement pas de Maupassant. Mais celui-ci la revêtit tout entière du voile noir de son pessimisme et de sa névrose [1].

[1] Lire, au sujet du *Horla*, l'intéressante étude du Dr Bajenow, *loc. cit.*

CHAPITRE V

En étudiant Guy de Maupassant, dans sa vie et dans son œuvre, il n'a été tenu compte jusqu'ici que des faits survenus jusqu'à l'année 1890. Cette année 1890 marque, en effet, une date dans la vie de Guy de Maupassant, en ce sens qu'elle est la première où l'on trouve des signes à peu près certains de la terrible maladie qui va emporter le grand conteur.

Cette maladie fut une paralysie générale. Il n'est pas là-dessus le moindre doute, et les médecins qui soignèrent Guy de Maupassant constatèrent tous les grands signes de cette affection. Mais il est quelques faits intéressants à rechercher, et d'abord il importe de savoir quand débuta la maladie, quand Maupassant devint véritablement aliéné au sens exact du mot.

La difficulté apparaît tout de suite, car on se trouve ici en présence d'une affection survenant chez un dégénéré, c'est-à-dire chez un sujet pouvant présenter antérieurement et présentant de fait, dans le cas de Maupassant, des symptômes qui, par leur expression clinique, peuvent ressortir aussi bien de la dégénérescence que de la maladie. Il a déjà été nécessaire d'ailleurs de faire cette distinction à propos de l'opinion de M. Lagriffe qui fait débuter la paralysie générale dix ans avant la mort de Maupassant. Mais si l'on veut, à tous les symptômes psychiques rencontrés, accuser la paralysie générale, il devient rapidement impossible de s'arrêter dans cette voie et l'on pourrait très facilement faire remonter beaucoup plus haut les débuts de la maladie.

M. Lagriffe lui-même, songeant à la lourde hérédité de Maupassant, l'écrit en toutes lettres :

> La maladie, dit-il, aurait donc duré au moins dix ans ; rien ne serait plus facile que de faire remonter son début plus loin, si nous voulions utiliser le cas Maupassant pour subvenir aux besoins d'une cause : la longue évolution de la paralysie générale chez les héréditaires [1].

L'on ne saurait mieux dire et d'autres médecins, comme on le verra, sont déjà entrés dans cette voie, faisant remonter la paralysie générale plus de trois ans avant l'époque admise par M. Lagriffe.

Mais il est vraiment trop simple de prendre, dans le cas de Maupassant, de soi-disant changements de caractère pour des signes de paralysie générale, alors que Maupassant, de par sa constitution robuste et de par sa dégénérescence, fut toute sa vie, un homme à la fois triste et gai, exubérant et joyeux un jour et désespéré le lendemain, perverti et impulsif maintenant et tendre et amoureux tout à l'heure, sceptique et plein de pitié, s'enfonçant dans le désert et ayant peur de la solitude, en d'autres termes, un « hypersensible » et non un impassible, non un indifférent mais un « écorché ».

[1] Lagriffe, *loc. cit.*, p. 38.

Obsessions, hallucinations, phobies, perversions, impulsions, sont le lot des dégénérés. Pourquoi, chez Maupassant dégénéré, vouloir attribuer ces symptômes qu'il ne présenta d'ailleurs que sous une forme relativement atténuée, à la paralysie générale, surtout quand on ne relève nulle part ce symptôme capital, essentiel, primordial et nécessaire : l'affaiblissement intellectuel.

C'est justement à cette recherche qu'il faut se livrer, à la recherche, voulons-nous dire, de ce moment fugitif où Maupassant laissera échapper un mot, un geste, une ligne, dénotant le manque de mesure et montrant qu'il a perdu le contrôle exact de sa pensée. Et l'on voit alors que, s'il est bien difficile de vouloir préciser exactement le début de la maladie, il est cependant impossible de l'affirmer absolument avant l'année 1890.

Au cours des années 1888 et 1889, il faut signaler cependant quelques particularités dignes d'être notées au point de vue d'un début possible de paralysie générale. Avec l'année 1888, commence, en effet, le premier acte d'une série de procès qui se poursuivront en 1890 et 1891. Celui de l'année 1888 était intenté par Maupassant au directeur du *Figaro* pour des coupures faites, sans autorisation, à un article écrit par Maupassant, dans ce journal[1]. On verra ultérieurement ce qu'il faut en penser.

Le livre de François signale également pendant cette année 1888, de nombreuses migraines : « Depuis la

[1] *In* Lumbroso, *loc. cit.*, p. 426 et sq.

« veille, mon maître est pris d'une affreuse migraine « dont il ne peut se débarrasser[1] », puis une autrefois : « Monsieur a eu quelques migraines, pendant plu- « sieurs nuits il n'a pu dormir[2]... »

Pendant l'année 1889, c'est encore une recrudescence des migraines, qui est signalée :

J'ai eu encore de terribles migraines qui m'ont absolument empêché de travailler, mais le climat de Tunis me fait beaucoup de bien.

Une autre fois, il écrit :

Aujourd'hui, à peine revenu à Etretat, je suis repris de migraines, de faiblesse, d'impatience nerveuse. Le travail m'est absolument impossible. Dès que j'ai écrit dix lignes je ne sais plus du tout ce que je fais, ma pensée fuit comme l'eau d'une écumoire. Le vent ici ne cesse pas et je ne laisse jamais éteindre mon feu[3].

M. le professeur Pierret, qui eut souvent l'occasion de voir Guy de Maupassant pendant cette année 1889, reçut aussi ses plaintes au sujet de ses migraines, de ses troubles de la mémoire, de ses rhumatismes, de ses fatigues d'estomac et de l'impossibilité absolue où il était de se réchauffer. « Mon attention, nous a-t-il dit, « était vivement éveillée par ce fait, que le frère de « Guy de Maupassant était à Bron pour une paralysie « générale. Aussi recevais-je ce dernier avec grand « intérêt et même dans la vie journalière, quand nous « avions, par exemple, l'occasion de dîner ensemble,

[1] *In* François, *loc. cit.*, p. 144.
[2] *Id.*, p. 157.
[3] *In* Connard, *loc. cit.*, t. I, p. 164.

« malgré moi, m'efforçais-je de trouver dans ses yeux « ou dans ses paroles un signe de paralysie générale. « Jamais je n'en ai trouvé aucun, de quelque sorte que « ce soit, ni physique, ni intellectuel. Guy de Mau- « passant me laissa, au contraire, l'impression d'un « homme réservé, très maître de lui, d'une grande « beauté physique et en pleine possession d'une « remarquable intelligence. »

Au sujet du séjour de Maupassant à Lyon, voici une anecdote peu connue. A la mort de son frère Hervé, Maupassant supplia le maire de la commune de Bron, avec une telle ardeur et une telle éloquence, de ne pas faire suivre le nom de son frère de la mention : décédé à l'asile que, depuis cette époque, cette mention n'est plus inscrite pour aucun malade[1] sur le le livre de décès de la mairie de Bron.

Pendant l'année 1890, Maupassant se plaint surtout du bruit qu'on fait autour de lui, qui l'empêche « de dormir et même de travailler ». Il menace son propriétaire d'un procès. « Le boulanger dont le bruit l'incommode, est allié au propriétaire[2] ». Cette même année, il intente un procès à l'éditeur Charpentier parce que celui-ci avait, sans son autorisation, mis son portrait au début d'une édition des *Soirées de Médan*, en même temps, d'ailleurs, que celui des autres auteurs .

En même temps la santé de Maupassant devient de plus en plus mauvaise et son amaigrissement étonne

[1] G. Brémont, *Lyon Républicain*, 25 août 1909.
[2] *In* Lumbroso, *loc. cit.*, p. 439.
[3] *In* Lumbroso, p. 443.

ses amis. « Je suis frappé, écrit Edmond de Gon-
« court, le 23 novembre 1890, de la mauvaise mine de « Guy de Maupassant, du décharnement de sa figure, « de son teint briqueté, du caractère marqué, ainsi « qu'on dit au théâtre, qu'a pris sa personne et même « de la fixité maladive de son regard[1]... »

Et le même jour, Pol Neveux hésitait à reconnaître Maupassant maigre et grelottant.

Au mois de mai 1890, Maupassant écrit à sa mère que ses troubles visuels augmentent, et il ajoute :

On m'ordonne des ventouses sèches le long de la colonne vertébrale, dans toutes les insomnies accompagnées de cauchemars. Cela calme instantanément.

La même année, il va à Plombières où il souffre de névralgies oculaires; puis il séjourne encore à Aix, pour finalement aller chercher un climat chaud en Afrique vers la fin de l'année.

Il faut vraisemblablement placer vers cette époque une conversation de Maupassant avec M. Maurice Talmeyr, que ce dernier raconte ainsi : « Une main, dans une soirée, se posait sur mon épaule, et un monsieur vieilli, quoique jeune, très ridé et couvert de bijoux, me disait en souriant, au moment où je me retournais :

— « Vous ne devez pas me reconnaître... »

« Je le reconnaissais parfaitement, mais il avait, en effet, beaucoup changé, maigri, jauni, et s'était comme desséché. Seuls, rouges et tristes, sous leur sourire,

[1] *In* Lumbroso, p. 182.

les yeux étaient toujours les mêmes, et il me disait, en m'entraînant à part :

— « Mon cher, ne prenez jamais d'antipyrine !... C'est l'antipyrine qui m'a mis dans l'état où vous me retrouvez... J'avais, à un moment, trois contes à fournir par semaine au *Gil Blas*, deux sous ma signature, un sous le pseudonyme de Maufrigneuse, et de continuelles et atroces migraines me terrassaient constamment, précisément mes jours de conte... Alors, invariablement, je m'administrais un cachet d'antipyrine, et le cachet, invariablement, me remettait en forme... Malheureusement, cette habitude m'a tué... J'éprouve maintenant des troubles cérébraux, des absences... Les mots les plus usuels, lorsque j'écris, ne me viennent plus... C'est l'aphasie, c'est affreux... Aussi, vous entendez bien... Jamais, jamais, jamais d'antipyrine[1] !... »

Le livre de François contient ces quelques renseignements.

« Lorsque mon maître revint à Paris (mars 1890), « je le trouvai bien plus fatigué qu'au retour de notre « voyage d'Italie[2]... Monsieur est mieux mais pas « assez bien, me dit-il, pour entreprendre les derniers « chapitres de *Notre Cœur*. Le bruit de la boulangerie « l'empêche toujours de dormir la nuit[3].... J'ai des « douleurs dans les jointures, dit une autre fois Mau- « passant; à partir de demain, je commencerai une

[1] *La Liberté (loc. cit.)*.
[2] *In* François, *loc. cit.*, p. 223.
[3] *Id.*, p. 224.

« série de bains de vapeur[1]... M. de Maupassant « suivait toujours en même temps que sa série de « douches, une cure de raisin blanc[2]... ». A la date du 4 août 1890. « Mon maître marche en grignotant un « croissant ; il va d'un bout à l'autre du salon, qui est « très long, regarde par la fenêtre et s'essuie les yeux, « ils sont bien rouges ses pauvres yeux[3]... ». « C'est si « bon le travail, dit une autre fois Maupassant, quand « on se porte bien[4]! »

Guy de Maupassant écrivit encore trois volumes pendant cette année 1890 : *Notre Cœur*, *l'Inutile Beauté* et *la Vie Errante*.

Avec l'année 1891, la maladie se précise et s'aggrave. C'est ainsi qu'au mois de mars 1891, Guy de Maupassant écrit à sa mère la lettre suivante :

Ma bien chère mère,

...Occupe-toi, n'est-ce pas, de me découvrir un petit logement pour moi, pas trop près de la mer; je partirais peut-être vers le 20 mars si tu trouvais.

Cet hiver du pôle a été affreux ; tout mon jardin d'Etretat a été perdu, les lauriers étant tous morts.

Je veux essayer l'action du premier printemps dans le Midi, marcher et naviguer, finir mon roman pour mai. J'en ai fait très peu, mais il sera court, puis me reposer ensuite.

Je sais que vous avez en ce moment, là-bas, des temps magnifiques. Il fait beau à Paris, mais ça ne sent pas encore du tout le réveil de la terre[5].

Quelques jours après, il lui adresse une autre lettre

[1] *Id.*, p. 227.
[2] *In* François, p. 232.
[3] *Id.*, p. 246.
[4] *Id.*, p. 262.
[5] *In* Connard, t. I, p. 168.

où il se plaint surtout du froid et de l'influenza qu'il vient d'avoir.

A ce moment ses yeux ne vont plus du tout, et nous rappelons toutes les lettres déjà citées où il se plaint amèrement de ne plus pouvoir écrire.

Le Dr Magitot lui disait :

« Vous avez publié vingt-sept volumes en dix ans, « ce labeur fou a mangé votre corps. Il vous faut un « très long repos et complet, Monsieur... Je vous « voudrais très isolé, dans un pays très sain, ne pen- « sant à rien, ne faisant rien et surtout ne prenant « aucun médicament d'aucune sorte. Rien que de l'eau « froide[1]. »

Déjerinne, de même, lui conseillait un climat calmant et chaud, de longs repos et des douches.

Pour se conformer aux prescriptions des médecins, Guy de Maupassant alla donc à Divonne-les-Bains, puis à Champel, et c'est là qu'il rencontra le poète Dorchain.

« Maupassant, raconte Dorchain, me dit un jour qu'il avait été chassé de Divonne par une inondation du lac Léman qui avait envahi sa chambre « et par « l'entêtement du médecin qui avait refusé de lui « administrer la douche la plus dure, la plus froide, « celle qu'on administre qu'aux forts, la « douche de « Charcot ». Son excitation était extrême... « Voyez « ce parapluie, disait-il, il ne se trouve qu'à un seul « endroit par moi découvert et j'en ai fait déjà acheter « plus de trois cents pareils dans l'entourage de la

[1] *In* Connard, t. I, p. 170.

« princesse Mathilde. » Ou encore : « Avec cette « canne, je me suis défendu un jour par devant « contre trois souteneurs et trois chiens enragés par « derrière. » Le lendemain de son arrivée, il me glissait à l'oreille la confidence d'un exploit amoureux avec une belle Genevoise en donnant des détails sur ses forces revenues... Il se donnait des symphonies d'odeurs... Au bout de trois jours n'ayant pu obtenir la douche de Charcot, il partit et nous ne nous sommes plus revus[1]. »

Quelque temps après, se trouvant à Aix-les-Bains, Guy de Maupassant arrive un matin dans l'appartement du sculpteur Boucher et lui déclare froidement qu'il vient chez lui parce que le lac du Bourget a débordé dans sa propre chambre.

Au mois d'octobre de la même année, il se brouille avec son vieil éditeur et ami Havard, parce que celui-ci n'avait pas fait rééditer à temps des exemplaires de *la Maison Tellier*[2].

Au mois de novembre, il intente un procès à un auteur américain qu'il accuse de plagiat. Ses lettres sont très violentes et bien mal rédigées :

J'accuse en même temps de vol et de faux, et peut-être de deux faux, et alors il faudrait augmenter l'amende et demander de la prison.

Ils prétendent qu'existe un traité dont ils donnent la date dans leur journal.

C'est faux, qu'on m'envoie la photographie du texte et de ma signature, je les en défie.

Tout cela est de la gredinerie compliquée.

[1] *In* Lumbroso, p. 55.
[2] *In* Lumbroso, p. 451.

C'est moi qui ai ramené en France le goût violent du conte et de la nouvelle...

C'est pour un procès que j'ai en Amérique, où ils prétendent que je suis un auteur inconnu[1]...

Le 28 décembre 1891, il termine une lettre par ces mots :

Je vous serre cordialement[2].

A la date du 9 décembre 1891, on trouve dans le *Journal* de Goncourt

« Popelin, prévenu qu'il y avait un commencement « de bégayement chez Maupassant, ne remarquait pas, « cet été, ce bégayement chez le romancier à Saint-« Gratien, mais était frappé du grossissement invrai-« semblable de ses récits. En effet, Maupassant parlait « d'une visite faite par lui à l'amiral Duperré, sur l'es-« cadre de la Méditerranée, et d'un nombre de coups de « canon à la mélinite tirés en son honneur et pour son « plaisir, coups de canon allant à des centaines de « mille francs, si bien que Popelin ne pouvait s'empê-« cher de lui faire remarquer l'énormité de la somme. « L'extraordinaire de ce récit, c'est que Duperré, à « quelque temps de là, disait à Popelin qu'il n'avait « pas vu Maupassant[3] ».

De son côté, M. Maurice Talmeyr raconte en ces termes émouvants la dernière entrevue qu'il eut avec Maupassant :

« Le *Gil Blas* avait alors ses bureaux rue Gluck, et « nous étions un jour deux ou trois qui venions de

[1] *In* Lumbroso, p. 453 et sq.
[2] *Id.*, p. 459.
[3] In *Journal* des Goncourt, t. VIII, p. 287, 288.

« passer au guichet du caissier, devant lequel nous « restions à causer dans la salle du rez-de-chaussée, « quand un pauvre être étique et ridaillé, un vrai sque- « lette flottant dans ses vêtements, mais dans des vête- « ments d'une élégance outrée, avec gilet de satin et « gros diamants à la chemise, entrait d'un pas mal « assuré. Il regardait un instant autour de lui, cherchait « vaguement quelque chose de ses yeux douloureux et « rouges, venait enfin lui-même au guichet du caissier, « y cognait d'un coup sec, se nommait, signait son « reçu, prenait le billet de banque qu'on lui tendait, « puis nous le montrait avec ostentation, l'élevait en « l'air et nous disait, en l'agitant :

— « Messieurs, c'est un billet de cinq cent francs !... « Oui, Messieurs, cinq cents francs !.. Cinq cents francs « pour un article !... »

« Et il froissait le billet d'un geste nerveux, le « pliait, le serrait méticuleusement dans un porte- « cartes, nous saluait, puis sortait de son pas hésitant, « comme s'il ne savait pas exactement où mettre le « pied[1]... »

Au même moment, il se faisait appeler M. le Marquis par son domestique et faisait mettre ses armes au fond de son chapeau.

Tout cela au milieu des mêmes souffrances physiques :

Je suis tellement malade que j'ai bien peur d'être à la mort dans quelques jours...

Je suis fort souffrant (5 décembre).

[1] *La Liberté (loc. cit.).*

Je vais de mal en pis, la tête affolée, ne pouvant plus rien manger [1].

Quelquefois, l'espoir de la guérison le soutient malgré tout :

Il fait si chaud en ce moment sous le soleil qui emplit mes fenêtres [2].

Mais la joie était courte et l'espérance vaine ; l'affreuse plainte recommence :

Il y a des jours entiers où je me sens fini, aveugle, le cerveau usé et vivant encore...

Je n'ai pas une idée qui se suit, j'oublie les mots, les noms de tout et mes hallucinations et mes douleurs me déchirent...

Je ne peux pas écrire, je n'y vois plus, c'est le désastre de ma vie [2]...

A M. de Heredia, il disait :

Adieu, pas au revoir, adieu. Ma résolution est prise. Je ne traînerai pas ; je ne veux pas me survivre. Je suis entré dans la vie littéraire comme un météore. J'en sortirai par un coup de foudre [3].

Et voici la dernière lettre que nous connaissions de Maupassant :

Mon cher Monsieur Jacob,

Je suis mourant. Je crois que je serai mort dans deux jours. Occupez-vous de mes affaires et mettez-vous en relations avec M. Collier, mon notaire. C'est un adieu que vous envoie [4].

[1] *In* Lumbroso, p. 454, 457, 460.

[2] *In* Connard, t. I. Lettre citée par Pol Neveux, p. 137.

[3] *Id.*, p. 90.

[4] *In* Lumbroso, p. 460.

« Dès les premiers jours du mois de décembre 1891, « raconte Mme Lecomte de Nouy, Maupassant malade « depuis longtemps, commença à sortir de son calme. « Il avait la fièvre, il marchait et parlait nerveusement. « Un soir, François fut réveillé par des détonations, « il courut aussitôt à la chambre de son maître et le « trouva tranquillement installé à sa fenêtre, en train « de tirer des coups de revolver dans la nuit. Il tirait « ainsi, sans viser, au hasard, croyant avoir entendu « escalader le mur du jardin[1]. »

Voici les quelques détails que raconte François sur la santé de son maître pendant l'année 1891 :

Février. — « Aujourd'hui pendant la sortie, Monsieur « me laisse l'honneur de la barre pendant longtemps. « C'est qu'il finit une chronique intitulée *Un Empereur* « pour le *Figaro*. Qui aurait pensé alors, en le voyant « encore si alerte à la besogne, que c'était la dernière « chronique qu'il écrivait pour ce journal, car c'est « sans peine apparente qu'il met debout cette courte « nouvelle ! A partir de ce moment il laisse de côté « l'*Ame étrangère* et ne travaille plus qu'à un ouvrage « unique, son *Angélus*[2].

« Une nuit d'avril, il m'appelle, il est souffrant, et il « ne veut pas que je le quitte une minute. Aussi c'est « sur sa lampe à esprit de vin, dans sa chambre, que « je lui fais une tasse de camomille. Le soleil, à son « lever, me trouve encore près de lui. Pourtant, le « matin, il se sent mieux ; ce malaise a disparu et notre

1 Mme H. Lecomte de Nouy, *En regardant passer la vie*.

2 *In* François, *loc. cit.*, p. 265.

« journée se passe au grand air, comme d'habitude. »

Avril. — « Pendant les six semaines que nous venons « de passer à Paris, mon maître a été on ne peut plus « raisonnable, réglant son temps pour soigner sa santé, « sans déroger un jour à sa nouvelle règle de vie. « Aussi il va mieux, il a même repris un peu d'embon- « point; sa figure surtout est meilleure. »

Juillet. — « La quatrième journée, mon maître la « passe à Luchon, et le soir, d'accord avec son méde- « cin, il décide de ne pas continuer la cure. Les odeurs « de soufre de l'établissement lui portent sur le système « nerveux; s'il s'obstinait à continuer, cela pourrait « lui faire le plus grand mal, lui dit ce brave docteur « espagnol[1]. »

« Après quinze jours d'un calme parfait, mon maître « paraît avoir retrouvé sa belle humeur et sa santé « d'autrefois....., il engraisse, son teint est superbe, il « dort ses nuits presque entières[2]. »

Septembre. — « Mon maître rentre pour dîner et « paraît tout heureux....., le docteur G. l'a trouvé « absolument bien[3]. »

19 octobre. — Mon maître est moins bien, je pourrais « presque dire qu'il a reperdu toute l'avance que lui « avait procurée sa cure de Divonne.....

« Les médecins sont là..... Je scrute avec anxiété la « physionomie de M. de Maupassant; le diagnostic « ne semble pas l'avoir effrayé, mais il paraît ennuyé,

[1] *In* François, *loc. cit.*, p. 262.
[2] *Id.*, p. 274.
[3] *Id.*, p. 282.

« il a son teint des mauvais jours, il marche sans « répit, d'un bout à l'autre de l'appartement..... « Une demi-heure après, il me dit d'enlever une « série de flacons à parfums qu'il a retirés de son « cabinet de toilette : « Toutes ces odeurs, me dit-il, « m'ont fait beaucoup de mal. » Pendant son dîner, il « m'avoue que, de la réunion de ces messieurs, il « n'augure rien de bon pour sa santé dans l'avenir... « Il ajoute qu'il aurait besoin d'un long repos... et « surtout de ne plus voir la dame de marbre qui lui « fait tant de mal... Voici que mon pauvre maître se « livre à moi entièrement. Il me fait une courte confes- « sion....., ce soir-là, sans doute, son cœur était trop « plein ..... »

Novembre. — « Mon maître a repris son *Angélus*, « auquel il travaille avec une lenteur obstinée... il « se plaint de ressentir des douleurs partout..... « Comme c'est étrange ! Il a maintenant une bonne « mine, bien reposée, il a même acquis de l'embonpoint. « Souvent il prend des bains à la maison et tous les « jours sa douche à l'établissement. Son appétit est « satisfaisant et régulier. Il m'a bien dit deux ou trois « fois que j'avais salé un peu trop fort ; mais il ne « boudait pas le plat pour cela [2].....

« Dans l'ensemble, la situation me paraît bonne, à « part les nuits. Jamais mon pauvre maître ne peut « goûter un sommeil régulier avant 3 heures du « matin. S'il lui arrive de s'endormir avant, je suis « toujours sûr qu'à 2 heures, il m'appellera. »

[1] *In* François, p. 285, 286, 287.
[2] *In* François, p. 289.

6 décembre. — « Cette après-midi, il va en mer « avec le Dr Daremberg, qui est venu aujourd'hui « déjeuner chez lui. Ils ont ri en se rappelant des épi- « sodes de leur jeunesse. Je remarquai que le docteur « se faisait un plaisir de rappeler subitement à M. de « Maupassant certains détails pour voir s'il y répon- « drait tout de suite et directement. Mais il en fut pour « ses frais, car il ne put prendre une seule fois mon « maître au dépourvu. »

26 décembre. — « Dans le courant de l'après-midi, « mon maître me dit qu'il va faire une promenade sur « la route de Grasse. Dix minutes plus tard, il était de « retour ; j'étais occupé à ma toilette. Il m'appelait « très fort, voulait me voir à toute force et tout de « suite, pour me dire ce qu'il avait vu sur la route du « cimetière. Une ombre, un fantôme ! En tout cas, il « avait été victime d'une hallucination quelconque. Je « compris qu'il avait eu peur, mais il ne voulut pas « l'avouer.

« Le 27, en déjeunant, il tousse un peu ; il me dit « très sérieusement que sûrement une partie du filet « de sole qu'il vient de manger est passée dans ses « poumons et qu'il peut en mourir. Ma courte science « ne me permet pas de prendre au sérieux cette affir- « mation. Je me borne à lui conseiller de boire du thé « très chaud. Le résultat fut bon ; une heure après, il « descendait le chemin qui conduit au port et faisait « une jolie promenade sur son *Bel-Ami*. J'étais assu- « rément bien loin de penser que ce serait sa dernière ! « Il rentra vers 5 heures, assez content, mais las. Une

« bonne friction le remit ; il se reposa en attendant le « dîner et prit son repas comme d'habitude.

« Le soir, Raymond me dit que Monsieur avait eu « de la peine à monter dans le canot et à débarquer ; « que, visiblement, ses jambes ne lui obéissaient plus. « Par moment, il les levait trop haut ou les posait trop « vite. Il s'était plaint à moi, déjà, de cette difficulté à « se mouvoir.

« Le 28, comme d'habitude, nous allons à Nice, « déjeuner chez Madame ; il ne se passa rien de parti- « culier, si ce n'est que mon maître ne souffla mot, au « retour, de la maison à la gare, et que le soir même, « dans sa chambre, il ne me parla que pour les néces- « sités du service. »

29 décembre, 5 heures du soir. — « Mon maître se « met dans son bain. Au même moment arrive son « ami, le Dr Daremberg. En entrant dans la salle de « bain, il lui crie : « Ne sors pas tes mains de l'eau, « mon vieux ; le cœur y est, pas de protocole entre « nous ! Comment vas-tu ? » Deux rires sonores se « croisent dans la vide de cette salle sans meubles.

« Quand ce joyeux compagnon partit, je l'accom- « pagnai jusqu'à la porte du jardin, et voici, à peu de « choses près, le langage qu'il me tint : « Votre maître « est d'une complexion très forte, mais il est atteint « d'une maladie qui ne ménage pas le cerveau. Eh bien ! « il vient de me faire le récit de son voyage en Tunisie « avec une facilité incroyable, citant les dates, les « noms des personnes vues, sans chercher, sans une « hésitation. Tout cela lui vient spontanément, sans « peine ; il m'a parlé comme quelqu'un qui n'a rien à

« craindre d'ici longtemps. Donc, patience et courage, « mon bon François. »

3o décembre. — « Nous avons au-dessus des mon- « tagnes de l'Estérel, et sur toute la partie ouest du « ciel, une aurore boréale des plus imposantes... M. de « Maupassant semble heureux de vivre. « Jamais, dit-il, « je n'ai vu pareille féerie dans le ciel, cela ne res- « semble en rien aux aurores boréales d'un rose orangé « que j'ai contemplées ailleurs. Voyez-donc, c'est rouge « sang! » Monsieur essaya de me faire comprendre « comment se produisent ces météores lumineux com- « posés d'une forte partie d'électricité et de fluide « magnétique qui se trouvent aux environs des pôles.

« Le dernier jour de décembre, il me dit avoir « mieux dormi que d'habitude. Quand il eut pris ses « œufs et son thé, il me prévint qu'il avait un ami, « M. Muterse, à déjeuner, et qu'il ferait sa toilette de « bonne heure, pour aller prendre sa douche et être « revenu avant l'arrivée de son invité. A midi et demi, « on se met à table, mais Monsieur a mal à la tête « et demande bientôt la permission de se retirer dans « sa chambre, la conversation lui étant pénible.

« Vers 3 heures, mon maître se trouva mieux[1]. »

Quelques jours auparavant, à l'occasion du 25 dé- cembre, Maupassant réveillonnait aux Iles Sainte- Marguerite avec deux amies. Que se passa-t-il? le len- demain, les deux amies s'enfuirent.

Entre temps, il avait fait un testament, qui paraît avoir contenu des clauses contradictoires et cette

[1] *In* François, p. 289, 293.

année 1891 fut aussi la première pendant laquelle Maupassant ne publia aucun volume.

Enfin, voici le 1er janvier 1892. Sur les instances de son domestique, Maupassant va dîner chez sa mère, qu'il embrasse, « les yeux pleins de larmes, « avec une effusion extraordinaire[1] ». On ne remarqua aucune exaltation, mais à table Guy divagua. « Il « raconta qu'il avait été prévenu par une pilule d'un « événement qui l'intéressait. Devant l'étonnement de « l'auditoire, il se ressaisit. A partir de ce moment, il « fut triste, et le dîner s'acheva dans un silence sou- « cieux[2]. »

Puis Maupassant repart chez lui, se couche et renvoie son domestique. Quand celui-ci revint, appelé soudain par « de terribles hurlements de douleur » que poussait son maître, il le trouva, le cou sanglant, avec, à la main, un coupe-papier, dont il avait essayé de se trancher la gorge.

On vit ensuite qu'il avait essayé de se servir de son revolver, mais des mains prudentes en avaient, précédemment, retiré les balles. Puis ce fut une crise de fureur telle qu'il fallut trois hommes pour le maîtriser et quelques jours après, c'était le départ pour la maison du Dr Blanche[3].

Voici les émouvants détails que donne François sur cette décisive journée du 1er janvier 1892 :

« Dès 7 heures, mon maître est levé, je lui monte

[1] *In* Lumbroso, p. 119.
[2] *In* Lumbroso, p. 76.
[3] Tous ces détails sont tirés du livre de M. Lumbroso et de *En regardant passer la vie.*

« son eau chaude pour sa toilette, car nous devons « prendre le train de 9 heures pour aller chez Madame, « mais il éprouve de la difficulté pour se raser. Il me « dit qu'il a un brouillard devant les yeux, et que, « pour le moment, il ne se sent pas en état pour se « rendre chez sa mère..... Le courrier arrive; il lit « quelques lettres, de bons souhaits, toujours les « mêmes, me dit-il..... Il est 10 heures, Monsieur me « demande si je suis prêt à partir, « car, ajoute-t-il, si « nous n'y allons pas, ma mère va croire que je suis « malade ». Nous prenons le train. Pendant le par- « cours, M. de Maupassant regarde la mer par la « fenêtre; elle est belle et bleue, sous un ciel très pur, « avec un bon vent d'est. Il me fait remarquer que ce « temps ensoleillé serait admirable pour tirer une « bordée. Puis, tout au spectacle, il me demande de « parcourir les journaux et de lui dire si je vois « quelque chose qui puisse l'intéresser. Une fois chez « Madame, je fais et je sers le déjeuner, mon maître a « paru manger de bon appétit... A 4 heures, la voiture « vient nous prendre; en allant à la gare, nous ache- « tons une grande caisse de raisins blancs pour conti- « nuer la cure habituelle. Au chalet, M. de Maupas- « sant change de vêtements, met une chemise de soie « pour être plus à l'aise, puis il dîne, comme à l'ordi- « naire, d'une aile de poulet, de chicorée à la crème « et d'un soufflé crème de riz vanillé, le tout arrosé « d'un verre et demi d'eau minérale. Jusqu'à près de « 10 heures, il marche d'un bout à l'autre du salon et « de la salle à manger; de temps à autre, il pousse « jusqu'à la cuisine, dont la porte de communication

« est restée ouverte. Il nous jette à peine une parole à « Raymond et à moi... A 11 h. 1/2, il se met au lit. « Assis sur ma chaise basse, dans la chambre voisine, « j'attendais qu'il s'endormit. Après avoir pris sa tasse « de tisane, il mangea du raisin et ferma les yeux ; il « était minuit et demi. Je me retirai dans ma chambre « en laissant ma porte ouverte. Il était environ « 2 heures moins un quart, quand j'entendis du bruit ; « je cours dans la petite chambre qui touche l'esca- « lier, je trouve M. de Maupassant debout, la gorge « ouverte. Tout de suite il me dit : « Voyez, François, « ce que j'ai fait. Je me suis coupé la gorge, c'est un « cas absolu de folie..... »

« J'appelle aussitôt Raymond. Nous plaçons mon « maître sur le lit de la chambre voisine, je fais un « pansement sommaire de la plaie...... Mon pauvre « maître était absolument calme, il ne prononça pas « une parole en présence du docteur. Quand le méde- « cin fut parti, il nous dit tous ses regrets d'avoir fait « une « pareille chose » et de nous causer tant d'ennui. « Il nous donna la main, à Raymond et à moi ; il voulait « nous demander pardon de ce qu'il avait fait, il me- « surait toute l'étendue de son malheur ; ses grands « yeux ouverts se fixaient sur nous comme pour nous « demander quelques paroles de consolation, d'espoir, « si c'était possible..... Enfin, sa tête s'inclina, ses « paupières se fermèrent, il s'endormit..... Quand il « se réveilla, à 8 heures, j'étais convaincu que cela « irait mieux..... Bernard arriva, il fut saisi à la vue de « notre malade ; c'est que maintenant il avait pâli « d'une manière effrayante. Je tâtai sa main pour voir

« s'il avait de la fièvre ; mais non, elle était fraîche. Je « lui demandai s'il voulait prendre du thé, puisqu'il « était l'heure ; il me répondit à peine ; je lui présentai « un lait de poule qu'il accepta..... A midi, il était « toujours dans un état de prostration complète, indiffé- « rent à tout ; son calme me faisait peur..... A 8 heures « du soir, il se souleva pour me dire subitement, avec « une animation fiévreuse : « François, vous êtes prêt ? « Nous partons, la guerre est déclarée. » Je lui répon- « dis que nous ne devrions partir que le lendemain « matin. « Comment ! s'écria-t-il, stupéfait de ma « résistance, c'est vous qui voulez retarder notre « départ, quand il est de la plus grande urgence d'agir « au plus vite ? Enfin, il a toujours été convenu entre « nous que, pour la revanche, nous marcherions « ensemble. Vous savez bien qu'il nous la faut, à tout « prix, et nous l'aurons. » En effet, il m'avait fait jurer « de le suivre en cas de guerre avec l'Allemagne.

« ..... Le jour suivant, l'infirmier envoyé par la « maison de santé du Dr Blanche arriva[1]. »

Voici maintenant quelques renseignements sur les dix-huit mois que Maupassant passa à la maison du Dr Blanche :

« Jusque vers le 20 avril, je soignais donc M. de « Maupassant, secondé par les infirmiers, avec la ferme « pensée d'arriver à un bon résultat. Sa santé phy- « sique était bonne, son moral me paraissait aussi très « amélioré. A peine quelques hallucinations venaient- « elles traverser son repos d'esprit. Parfois il se plai-

[1] *In* François, *loc. cit.*, p 294, 295, 296, 297, 298, 299.

« sait à nous raconter des plaisanteries très drôles, avec
« cette verve inimitable que je lui connaissais et il
« était heureux de nous voir rire, son gardien et moi.

« Un soir d'avril, j'étais occupé à écrire à Madame
« sa mère. Tout à coup il me reprocha de m'être sub-
« stitué à lui, au journal *le Figaro*, et d'avoir médit de
« lui dans le ciel. Il ajouta : Je vous prie de vous
« retirer, je ne veux plus vous voir.

« Octobre. — Aujourd'hui, il fait mauvais, M. de
« Maupassant passe son temps au salon et joue au
« billard.

« Le lundi de Pâques, 3 avril 1893, je suis dans le
« jardin avec mon maître et son infirmier. Il a beau-
« coup maigri pendant ce long hiver, et sa marche est
« moins sûre. Nous nous asseyons sur un banc, sous
« un marronnier, dont les jeunes feuilles laissent filtrer
« des rayons de soleil.

« Malgré tout, le malade éprouve encore de la satis-
« faction à voir la renaissance de la nature ; il admire
« cette jolie pelouse au vert tendre qui s'étend devant
« nous et repose nos yeux. Je lui fais remarquer la
« beauté d'un petit arbuste qui a déjà sa couronne de
« feuilles panachées, presque blanches. Il me répond :
« Oui, ce petit arbre fait bien, mais ce n'est pas com-
« parable à mes peupliers blancs d'Etretat, surtout
« sous un coup de vent d'Ouest. »

M. Lumbroso raconte les détails suivants : « Mau-
« passant disait à son gardien : « Plantons cela ici,
« nous y retrouverons l'an prochain des petits Maupas-
« sant. » Il se promenait toujours dans la cour du pre-
« mier préau et criait continuellement après un ennemi

« invisible avec lequel il voulait se battre. Il criait : Un, « deux, trois, comme dans un duel, et, la nuit, parlait « de millions et de pédérastie.

« On lui donnait des douches et des bains. Il jouait « au billard et, de temps en temps, fermait les yeux « pour chercher des rimes et composer des vers[1]. »

Le *Journal* des Goncourt porte ces renseignements à la date du 3 février :

« Ce soir, chez la princesse Clotilde, mauvaises « nouvelles de Maupassant.

« Toujours la croyance d'être salé.

« Se croit en butte à des persécutions de médecins, « qui l'attendent dans le corridor pour lui seringuer « de la morphine, dont les gouttelettes lui font des « trous dans le cerveau. Obstination chez lui de l'idée « qu'on le vole, que son domestique lui a soustrait « 6.000 francs, 6.000 francs qui, au bout de quelques « jours se changent en 60.000 francs.....

« Maupassant colloquerait toute la journée avec des « personnages imaginaires et uniquement des ban- « quiers..... Il a la physionomie d'un vrai fou avec le « regard hagard et la bouche sans ressort[2]. »

Voici encore quelques autres détails :

« Il passait des heures entières dans le jardin de la maison de santé, regardant les fleurs et les plantes. Tous les phénomènes de la végétation l'attiraient d'une façon spéciale. Il voyait une vie obscure dans ces fleurs et dans ces plantes et, il exprimait cette vision, avec des phrases d'enfant d'une tristesse infinie...

[1] *In* Lumbroso, p. 96, 97.
[2] *Journal* des Goncourt, t. IX.

« Le plus souvent, il était préoccupé de la profondeur de la terre et du préjudice que les ingénieurs lui portaient. Cette idée se répétait souvent, comme une ritournelle... : « Voilà les ingénieurs, les ingénieurs qui fouillent la terre, les ingénieurs qui creusent... »

On aurait dit qu'il souffrait de voir ces profonds dégâts faits dans le sein de la bonne mère commune et de voir des choses obscures venir ainsi à la lumière et des repos s'interrompre d'une façon imprévue... Ses dernières paroles sont comme une confession et comme un vœu : « Des ténèbres ! Oh ! des ténèbres[1] ! »

Il mourut le 6 juillet 1893, après une série de crises épileptiformes dont les dernières entraînèrent un coma dont il ne sortit plus.

[1] Diego Angeli (Didacus), cité par Lumbroso, p. 516.

Ainsi Guy de Maupassant publie encore trois volumes pendant l'année 1890, cesse d'écrire pendant l'année 1891, est conduit dans une maison de santé au début de l'année 1892 et meurt en 1893.

A quel moment, en reprenant pas à pas l'histoire de sa maladie, peut-on en saisir les premières manifestations ?

Doit-on les reconnaître dans le procès qu'intenta Maupassant en 1888, au directeur du *Figaro*, et, dans les difficultés qu'il dit éprouver pendant l'année 1889 pour son travail intellectuel ?

D'abord au sujet du procès, il ne faut pas oublier que si Maupassant s'élève contre la coupure qu'on a fait subir sans son avis, à son article, c'est que cet article avait à ses yeux une valeur toute particulière. Il n'était, en effet, rien autre chose que la préface de *Pierre et Jean* qui renferme, comme on le sait, la doctrine littéraire de Maupassant. Si l'on considère que c'était une des rares fois où Maupassant expliquait sa conception du roman, qu'il y attachait, par conséquent, beaucoup d'importance, que l'apparition de *Pierre et Jean* avait été spécialement retardée de huit jours, pour que l'article fût inédit et qu'enfin le procédé du *Figaro* était peut être bien un peu cavalier vis-à-vis d'une personnalité, telle que celle de Maupassant, il faut convenir que l'auteur avait quelque raison d'être fâché.

« J'attache, écrivait Maupassant, à tort ou à raison « une grande importance à cette étude, car elle exprime « ce que je pense sur le roman et répond à des criti- « ques qui m'ont souvent été adressées [1] ». Il faut, d'ailleurs, ajouter immédiatement que le procès n'eut pas lieu et que Maupassant qui voyait dans cette affaire « une question artistique plus importante que la ques- « tion de droit strict [2] », se prêta de bonne grâce à un arrangement.

Il est bon de se rappeler aussi que Maupassant était très fatigué physiquement vers cette époque, que son frère commençait à lui donner de sérieuses inquiétudes. Peut-être ces simples raisons suffisent-elles à expliquer une susceptibilité que, beaucoup, d'autre part, trouveront fort légitime.

Pour ce qui est des difficultés éprouvées par Maupassant dans le travail intellectuel, cette remarque doit d'abord être faite, que Maupassant associe son impossibilité de travailler à ses migraines.

J'ai eu encore de terribles migraines qui m'ont absolument empêché de travailler... je suis repris de migraine, de faiblesse, d'impatience nerveuse... ma pensée fuit comme l'eau d'une écumoire...

Il ne faut pas oublier que ces migraines étaient des

[1] *In* Lumbroso, p. 422.
[2] *Id.*, p. 426.

migraines ophtalmiques, avec phénomènes paralytiques du côté de l'œil gauche, entraînant des troubles extrêmement gênants du côté de la vision et ayant toujours amené des troubles de la mémoire, ainsi que Maupassant l'indique dans *Sur l'Eau* et ainsi qu'il l'a raconté à M. le professeur Pierret. Dès lors, est-il absolument besoin de la paralysie générale pour expliquer des troubles psychiques momentanés qui peuvent s'expliquer aussi bien par le fait de migraines survenant en crises de plus en plus rapprochées? Maupassant ne dit-il pas tout simplement : « J'ai eu encore de terribles migraines qui m'ont absolument empêché de travailler »? Et M. le professeur Pierret, qui vit Maupassant pendant cette même année 1889, qui constata par lui-même ces crises amnésiques, ne les a-t-il pas considérées seulement comme des troubles psychiques chez un migraineux, en relation directe avec les paroxysmes douloureux, et sans que son opinion ait été, depuis, modifiée en rien par l'évolution ultérieure d'une paralysie générale? Même, au contraire, comme nous le verrons, son opinion n'en a-t-elle pas été fortifiée? En considérant donc que les migraines de Maupassant augmentèrent violemment de fréquence pendant l'année 1889 et que, très graves déjà auparavant par les phénomènes paralytiques surajoutés, elles acquirent, pendant cette même année, une intensité jusqu'alors inconnue, il est légitime d'admettre que les crises amnésiques présentées par Maupassant pendant l'année 1889 n'étaient que des complications de ces mêmes crises douloureuses.

Il n'est pas négligeable non plus de rappeler que,

pendant ces années 1888 et 1889, Guy de Maupassant écrivit *Sur l'Eau, le Rosier de Madame Husson*, *Pierre et Jean*, que certains jugent son chef-d'œuvre, *la Main gauche* et *Fort comme la Mort*.

Pendant l'année 1890, nous avons vu ensuite qu'on a surtout signalé des troubles physiques : insomnies, névralgies, rhumatismes, sensibilité extrême au froid, amaigrissement. Maupassant va de Plombières à Aix, d'Aix en Afrique, cherchant toujours un climat sec et chaud, et prenant plus que jamais des bains de vapeur. En même temps, son estomac est de plus en plus intolérant, sa vue de plus en plus fatiguée, et l'influenza va encore pendant l'hiver venir abattre le romancier.

M. Lagriffe résume ainsi cette période : « Maupassant a-t-il trouvé cette chambre? C'est alors le « travail nocturne d'un boulanger établi dans le « deuxième sous-sol de la maison qui lui donne des « insomnies terribles. Une surveillance incessante est « exercée sur son logis ; le boulanger est allié au pro- « priétaire ; idées de persécutions, idées d'énormité : « Il m'est impossible de dormir et même de travailler « dans le tumulte de cette maison. » Nouvelle menace « de procès, lettres violentes, consultation d'un archi- « tecte expert, qui avoue qu'il n'y a rien à faire, etc.

« Il souffre d'une influenza inguérissable et de « névralgies affreuses ; il lui faut une chaleur tro- « picale[1]. »

Il eût été facile à Maupassant de se guérir de ses insomnies, si le seul travail nocturne du boulanger en

[1] *In* Lagriffe, p. 23.

eût été la cause; mais au contraire venait-il de changer de logement, justement pour essayer de trouver dans le calme un peu de repos pour ses nuits tourmentées. Et voici comment François s'exprime au sujet du tapage nocturne qui importunait son maître et que M. Lagriffe n'a peut-être pas assez apprécié : « Toutes « les nuits montait du sous-sol un fracas qui aurait « sans peine réveillé un sourd[1] », puis François explique la genèse du procès : « Alors, on fit démar-« ches sur démarches près de l'architecte qui avait « loué cet appartement à mon maître. On ne put rien « obtenir de raisonnable. Il fallut agir par les voies « de droit. Le 18 décembre, Monsieur se vit octroyer « par le Tribunal la nomination d'un expert qui devait « passer une partie de la nuit dans l'appartement » pour procéder à un constat[2]. »

Ce qui fut fait, et l'expert laissa sur la table un billet ainsi conçu : constatation de bruits plus que suffisants[3]. Grâce à ce billet, Maupassant obtint la résiliation de son bail. D'autre part, il faut noter que, quand Maupassant écrit : « Le boulanger est allié au propriétaire », il cite simplement, et à l'avoué qui le représente, un propos de son domestique[4].

On doit reconnaître que Maupassant, souffrant de continuelles insomnies, cherchant un logis uniquement pour pouvoir y dormir, recevant à ce sujet toute garantie du propriétaire et constatant ensuite, toutes

[1] *In* François, p. 218.
[2] *In* François, p. 218.
[3] *Id.*, p. 220.
[4] *In* Lumbroso, p. 439.

les nuits, « un fracas à réveiller un sourd », eut bien encore cette fois quelque raison de se plaindre, et il n'apparaît pas que ce procès, en lui-même du moins, puisse être considéré comme un signe de paralysie générale.

Au sujet d'un deuxième procès, intenté pendant cette même année à l'éditeur Charpentier, parce que ce dernier avait publié le portrait de Maupassant sans son autorisation, il y a une remarque intéressante à faire. C'est qu'un paralytique général, surtout un paralytique général chez qui on relève, d'autre part, des idées de grandeur, eût été fort satisfait de voir son image à la première page d'une édition. Maupassant, au contraire, en fut fâché, et il était sur ce point logique avec lui-même, car il avait toujours tenu à ce que le public ne connaisse rien de lui, « pas même sa figure ».

Cependant, c'est bien à l'occasion de ces deux procès que l'on reconnaît chez Maupassant les premiers et véritablement indiscutables signes d'affaiblissement intellectuel.

Il y a bien vraiment quelque chose d'anormal, d'excessif dans la façon dont Maupassant attaque ses adversaires et défend sa cause. Il y a bien cette fois un changement de caractère, qu'on peut saisir sur le vif, dans un fait banal et journalier ; ce n'est plus là l'évolution d'une méthode littéraire. Maupassant est violent :

Votre procédé est inqualifiable et inexplicable ;

il exagère sa renommée :

J'ai refusé au *Monde Illustré*, à dix journaux, à l'*Illustration*.

il exagère même son droit :

Je vous préviens que je réclame d'abord l'enlèvement de cette eau-forte du Champ-de-Mars, ensuite sa destruction[1].

De plus, les lettres sont lourdement écrites, peu soignées à tous les points de vue : fond et forme. Maupassant, cette fois, surveille moins les idées qu'il émet et les mots qu'il écrit.

Il faut signaler une fois de plus ici l'importance étiologique des congestions répétées auxquelles est soumis le cerveau de Maupassant par le fait du redoublement de ses migraines et celle aussi de ses rhumatismes qui s'exaspèrent, de ses troubles d'estomac qui augmentent, aggravant d'autant l'auto-intoxication permanente résultant de son tempérament arthritique.

Et demain, la grippe, « maladie infectieuse, dit « Ballet, qui intéresse le plus communément le « système nerveux », va produire à son tour, sur ce lieu de moindre résistance qu'est le cerveau de Maupassant, saturé d'éther et lésé par vingt ans de migraines, ses lésions propres de méningo-encéphalite aiguë, qui seront comme un coup de fouet sur les lésions à marche plus lente de la méningo-encéphalite spécifique, déjà en évolution.

Ainsi se mélangent, à ce moment, toutes les causes, comme se mélangent tous les symptômes ; ainsi, pour produire et accélérer la paralysie générale de Maupassant, se confondent à la fois l'infection, les intoxications et la dégénérescence, tellement, qu'en nous plaçant seu-

[1] *In* Lumbroso, p. 444, 446.

lement au point de vue des lésions produites dès la jeunesse de l'écrivain par les migraines, il nous est presque possible de dire avec M. Lagriffe, que la paralysie générale de Maupassant a débuté depuis longtemps.

Avec l'année 1891, apparaissent cette fois des symptômes importants de démence paralytique. C'est ainsi qu'il faut considérer les épisodes délirants racontés par Dorchain, avec les idées de grandeur qui y sont rapportées : la douche des forts, les trois cents parapluies, l'attaque des souteneurs, de même que la note des Goncourt sur les coups de canon de l'amiral Duperré.

Il n'y a aucune raison de douter de l'exactitude de ces récits, quoiqu'il soit légèrement étonnant qu'on ait laissé Maupassant livré à lui-même, alors qu'il tenait des propos aussi insensés.

Il faut considérer au même point de vue les deux procès intentés à Havard et à l'éditeur américain ; là Guy de Maupassant montre une irritation vraiment pathologique.

Enfin, M. Lagriffe a excellemment examiné deux lettres de Maupassant qui enregistrent fidèlement toutes les défaillances du cerveau qui les dictait.

Au sujet d'une lettre où Maupassant raconte une consultation de Dejerinne, M. Lagriffe s'exprime ainsi :
« Elle n'a plus l'allure régulière des écrits antérieurs
« de Maupassant, l'écriture est un peu tremblée, la
« plume accroche par moments, il y a des hésitations,
« des ratures, des fautes d'orthographe, les lettres sont
« mal formées, on sent l'effort physique et intellectuel
« d'un homme qui n'est plus maître de lui ; à la fin de

« la lettre, la fatigue est notable. On trouve, là aussi, « quelques idées de grandeur à propos de sa pièce « *Musotte*, que l'étranger et la province s'arrachaient. « « Des pièces », disait-il à Jacques Normand, son « collaborateur pour *Musotte*, « mais j'en ferai tant « que je voudrai... Songez-donc qu'en outre de mes « romans... j'ai publié plus de deux cents nouvelles « qui, toutes ou presque toutes, offrent un sujet drama- « tique. » Et à V. Koning, directeur du Gymnase : « Vous avez un succès avec la moindre de mes nou- « velles. Or, j'ai écrit 120 nouvelles au moins qui « valent celle-ci, c'est donc 120 succès qui vous « échappent, c'est-à-dire une fortune, des années de « fortune qui s'en vont. Tant pis pour vous[1]. »

La seconde lettre, dit M. Lagriffe, débute ainsi : « Quelques mots seulement, ma bien chère mère, mais « je ne vais pas loin et j'y reviendrai... », ce qui « n'a aucun sens et que, se relisant, Maupassant fit « précéder de ces quelques mots : « Je veux te dire que « je quitte Divonne en quelques.... » Cette lettre se « présente mal, elle est remplie de ratures, de lettres « empâtées, surtout à la première et à la quatrième « page, l'appareil de transmission se met difficilement « en marche, puis, après un certain travail, se fatigue ; « la troisième page est, en effet, de beaucoup la mieux « écrite. Cependant, dans cette troisième page, quelques « mots ont été sautés ; Maupassant avait écrit : « Un « mot très sage », il corrige et écrit : « Il a répondu un « m un mot très sage... » Au début de sa lettre, d'ail-

[1] *In* Lagriffe, p. 27.

« leurs, au lieu de « reviendrai », il écrit d'abord : « « revierai », puis « revienai » et enfin, il efface son « essai maladroit pour écrire correctement « revien- « drai ».

« Dans « j'y », Maupassant n'arrive pas à placer cor- « rectement son apostrophe, qui est entourée de points « traduisant l'achoppement de sa plume ; il met « d'abord touches pour douches, lide pour lire ; vou- « lant écrire Dorchain, il écrit d'abord Darchin, puis « enfin Darchain, qu'il n'arrive donc pas à orthogra- « phier correctement ; nous remarquons encore : « Vous ête gueri », idéee pour idée, etc. Les lettres « sont mal formées, l'écriture est tremblée, hésitante, « roide, anguleuse, parfois ataxique. La fin de la « lettre est d'une écriture enfantine. Et le pauvre « Maupassant se croit obligé de faire remarquer que « la lettre est écrite « d'une main beaucoup plus « sûre ».

« Des idées de grandeur ou plutôt d'exagération se « font jour dans cette lettre où Maupassant écrit : « Les « douches m'ont extraordinairement engraissé et « musclé », car, pour rassurer sa mère comme il se le « propose, il était inutile de mettre « extraordinai- « rement [1]. »

Nous avons eu, grâce à M. Connard, d'autres lettres de Maupassant entre les mains, et nous leur avons fait subir le même contrôle. On y retrouve les mêmes fautes : mots sautés ou impropres. Le signe qui y manque le plus est la déformation graphique. Jusque

[1] *In* Lagriffe, p. 28.

dans ses derniers billets, l'écriture de Maupassant reste nette et pareille à ce qu'elle était auparavant, ni grossie, ni tremblée. Même remarque pour le manuscrit de *l'Angélus*, qui est écrit d'une main aussi ferme que celle qui écrivit *Boule de Suif*. Dans la lettre qu'a étudiée M. Lagriffe, et qui est celle où l'écriture est le plus modifiée, la fatigue est évidente vers la fin, mais l'écriture en elle-même n'a pas changé de caractère.

Dans cette lettre, Guy de Maupassant dit que les douches l'ont engraissé et, à ce propos, on peut remarquer que les médecins lui conseillaient tous des douches et des douches froides, ce qui est un traitement anormal et même dangereux pour un paralytique général.

Il est permis alors de se demander si les médecins n'ont pas fait un peu tardivement le diagnostic de démence paralytique. M. Lagriffe le pense et dit « qu'il « n'est pas admissible que des médecins amis aient « laissé Maupassant passer de longues semaines seul, « avec deux matelots, sur un yacht et en pleine mer..., « ni qu'on l'ait laissé, sans avertir son entourage, « s'engager dans des actions juridiques... Il est pro- « bable, ajoute-t-il, que les faits de la fin de l'année « 1891, ont surpris tout le monde et y compris, « quoique à un bien moindre degré, l'entourage médi- « cal de Maupassant [1]. »

Il est normal, à notre sens, que les médecins n'aient pas fait le diagnostic de paralysie générale avant

[1] *In* Lagriffe, p. 13, 14.

l'année 1890, puisque M. le professeur Pierret nous apprend que Maupassant ne présentait alors aucun signe de cette affection.

Mais, même après l'année 1890, Maupassant ne dut longtemps apparaître à beaucoup que comme un névropathe surmené qui relevait du traitement par les douches, parce que ses médecins étaient presque tous ses amis, qui le connaissaient déjà comme éthéromane et « original [1] » et parce que le tableau clinique était obscurci par des symptômes migraines, hallucinations, qui ne relevaient pas de la paralysie générale.

Et c'est aussi que Guy de Maupassant conservait une pleine conscience de sa situation et ne paraît pas avoir présenté rapidement un affaiblissement intellectuel caractérisé.

La lecture du livre de François est très démonstrative à cet égard. Maupassant paraît avoir présenté plutôt des crises délirantes, entre lesquelles il reprenait possession de lui-même. C'est quelques moment après avoir tenu à Auguste Dorchain les propos les plus délirants qu'il lui racontait son roman *l'Angelus* avec tant de « lucidité, de logique et d'éloquence » que « nous aussi nous pleurâmes, écrit Dorchain, en « voyant tout ce qui restait encore de génie, de ten- « dresse et de pitié dans cette âme qui jamais plus « n'achèverait de s'exprimer pour se répandre sur les « autres âmes [2] ».

Maupassant soutint d'autre part jusqu'à la fin une lutte farouche contre la maladie.

[1] *In* Lumbroso, p. 93.
[2] *In* Lumbroso, p. 63, 64.

Il y a des jours entiers, où je me sens perdu, fini, aveugle, le cerveau usé et vivant encore... Je n'ai pas une idée qui se suit, j'oublie les mots, les noms de tout, et mes hallucinations me déchirent... Je ne peux pas écrire... C'est le désastre de ma vie...

Il est impossible de nier que Maupassant avait conscience de son état. Au contraire, il s'adressait à tous les médecins, suivant fidèlement leurs conseils, allant docilement pour leur obéir de Champel à Divonne et d'Aix à Luchon, essayant de s'occuper de ses affaires, essayant d'écrire encore, dissimulant devant sa mère, faisant à part lui son testament, décidé à se tuer quand tout espoir serait perdu et espérant malgré tout encore.

Il fait si beau en ce moment sous le soleil qui emplit mes fenêtres !...

Maupassant, pendant toute l'année 1891, donna donc encore des preuves évidentes d'intelligence, de volonté et d'affectivité.

Et le 1er janvier 1892, Guy de Maupassant essayait de se tuer. On sait comment ce jour-là, après avoir tenu, à table, chez sa mère, des propos délirants et s'en être, paraît-il, apêrçu, Guy de Maupassant revint chez lui, renvoya ses domestiques, voulut d'abord se servir de son revolver, puis finalement se coupa la gorge avec un coupe-papier.

Il faut remarquer tout de suite que Maupassant ne s'aperçut pas que les balles avaient été retirées du revolver et en second lieu, qu'après s'être maladroitement blessé, il ne récidiva pas, mais se mit à pousser de « terribles hurlements ». Ce suicide porte donc les traces bien nettes de la déchéance de Maupassant.

Mais ceci dit, faut-il refuser toute conscience à cet acte et déclarer avec M. Lagriffe que Maupassant était déjà complètement dément? Si Maupassant eût, déjà ce jour-là, perdu tout contrôle sur lui-même, ne fût-il pas resté, au contraire, inconscient et stupide à la table de sa mère? Les paralytiques généraux d'ailleurs, à la période de démence, ne se suicident guère.

Et puis ce suicide fut prévu, craint par l'entourage de Maupassant qui l'avait annoncé depuis longtemps : « Vais-je à la folie? si oui, dites-le moi. « Entre la folie et la mort, je n'hésiterai pas[1]. »

Certes, Maupassant n'eut pas la puissance mentale nécessaire pour achever son acte et la sensation du couteau entrant dans la chair fut probablement immédiatement le point de départ d'idées délirantes qui emportèrent sa dernière pensée consciente dans leur vertige. Mais quand on voit le malheureux romancier mettre, huit jours auparavant, ordre à ses affaires et écrire ces pauvres lettres désespérées où il annonce sa fin prochaine, n'a-t-on pas le droit de dire que les dernières ressources intellectuelles de Maupassant se concentrèrent, comme son tempérament l'y portait, sur l'idée obsédante du suicide et que sa dernière manifestation humaine fut ce geste libérateur, à moitié volontaire, à moitié impulsif, dans lequel la conscience et l'inconscience se disputaient la prépondérance?

En tout cas, ce fut la dernière étincelle. Quelques

[1] *In* Lumbroso, p. 69.

jours après, Maupassant était conduit à la maison de santé du Dr Blanche.

Avant le grand départ, de pieux amis le conduisirent une dernière fois vers son yacht :

« Ligotté, les bras maintenus par la camisole de « force, le malheureux fut conduit sur le rivage. *Bel-« Ami* se balançait doucement sur la mer. Le ciel bleu, « l'air limpide, la ligne élégante de son yacht chéri, « tout cela parut le calmer. Son regard devint doux... « Il contempla longuement son navire, d'un œil mélan-« colique et tendre... Il remua les lèvres, mais aucun « son ne sortit de sa bouche. On l'emmena. Il se « retourna plusieurs fois pour voir *Bel-Ami*. Ceux qui « entouraient Guy avaient tous les larmes aux yeux [1] ».

A la maison du Dr Blanche, la déchéance se fit terriblement rapide et l'on constata tous les grands signes d'une paralysie générale.

Mais même à la période d'état de la maladie, il faut reconnaître que le tableau clinique était dominé par la fréquence des hallucinations et il faut signaler aussi la fréquence des crises convulsives.

Ce sont là deux symptômes qui doivent, au point de vue de leur fréquence tout au moins, être rapportés davantage au tempérament névropathique de Maupassant qu'à la paralysie générale elle-même. Hallucinations et crises convulsives sont, en effet, des phénomènes surajoutés, à pathogénie discutée, qui peuvent manquer pendant tout le cours d'une paralysie générale et, dans le cas de Maupassant, il est probable que c'est

[1] *In* Lumbroso, p. 78

dans la présence de son tempérament épileptisant, accentué par des intoxications antérieures, qu'il faut chercher, sous l'action normale des auto-intoxications admises chez les paralytiques généraux, l'explication naturelle de la prépondérance des hallucinations et de la fréquence des crises convulsives.

Ce fut d'ailleurs une série de crises épileptiformes qui emporta le grand écrivain, paraissant ainsi avoir empêché la maladie d'arriver à sa dernière période.

CHAPITRE VI

L'étude de la vie et de la mort de Guy de Maupassant permet, en résumé, d'énoncer les propositions suivantes :

Guy de Maupassant apporta à sa naissance une hérédité nerveuse certainement chargée ; il présenta, dès sa jeunesse et toute sa vie, les manifestations psychiques et physiques de la dégénérescence neuro-arthritique sous la forme épileptisante, caractérisée plus spécialement chez lui par des migraines et des variations fréquentes de caractère et d'humeur survenant sur un fond de mélancolie et de tristesse ; puis, à mesure que les années s'écoulèrent, entraînant des causes d'intoxication, d'infection et d'auto-intoxication de plus en plus nombreuses et violentes, les manifestations antérieures de la névrose s'augmentèrent d'obsessions, de perversions et d'hallucinations; enfin, l'action de la syphilis devant être ajoutée à celle de toutes les causes précédentes, Guy de Maupassant mourut d'une paralysie générale, ayant eu sa durée habituelle de quatre ans.

Ainsi toute chose est normale ; normale la dégénérescence, puisque les antécédents sont évidents ; normale la maladie, puisque la syphilis a trouvé chez Maupassant le terrain le plus favorable et peut-être même le terrain nécessaire[1] : l'arthritisme.

Que penser maintenant d'une opinion totalement inverse de celle-ci, émise par MM. Rémond, Voivenel[2] et Lacassagne[3], qui affirme chez Maupassant la présence d'une psychose systématisée progressive, d'un délire chronique de Magnan.

Il est absolument impossible, à notre sens, de retrouver chez Maupassant l'évolution ni même les apparences cliniques d'un délire chronique. Il n'y a pas trace chez Maupassant d'un système de persécution et pour retrouver dans sa vie l'évolution, bien écourtée, du délire chronique, et il faut recourir à des artifices de chronologie tels que ceux-ci : « Maupassant, disent MM. Rémond et Voivenel, fut tourmenté par des hallucinations et la première « fut l'hallucination auditive, « comme il est classique de l'observer. Il entend une « voix qui passe sur lui comme un « semeur d'épou- « vante ». Or *Sur l'Eau* dont cette phrase est tirée, est de 1888, et Guy de Maupassant, qui n'eut qu'à peine d'ailleurs des hallucinations de l'ouïe élémentaire, avait depuis longtemps à cette époque des hallucinations visuelles. Sans compter qu'il n'est pas possible qu'on puisse admettre la présence d'hallucinations chez un auteur en se basant uniquement sur deux lignes d'un de ses romans.

De même MM. Rémond et Voivenel reprochent à

[1] Voici Lemoine, Klippel, Pierret, cités par Régis, *Traité de psychiatrie*, p. 588 et sq.

[2] Rémond et Voivenel, *loc. cit.*

[3] Lacassagne, thèse de Toulouse, *loc. cit.*

Maupassant d'avoir créé le mot de Horla, qui est pour eux « un néologisme comme en font souvent les « délirants chroniques ». Il paraîtra à beaucoup que c'est là abuser du droit d'interprétation. De même, pour MM. Rémond et Voivenel, *le Horla* fut écrit pendant la quatrième période du délire (période de démence) alors qu'ils mettent dans la seconde (période de persécution systématisée) les procès de Maupassant. Or les procès sont justement postérieurs à l'apparition du *Horla*.

Le diagnostic de paralysie générale, dirons-nous simplement avec M. Lagriffe et tous les médecins qui soignèrent Maupassant, n'est pas discutable.

Un rapide résumé clinique le montre bien. L'on voit apparaître en effet en 1890 successivement de légers troubles intellectuels et des troubles physiques : difficultés dans le travail, mauvais état général, changement de caractère (voir procès, lettres, écrits à ce sujet, opinions des contemporains) ; puis, en 1891, nous trouvons nettement des idées délirantes à caractère absurde (voir témoignages Dorchain, Goncourt) et aussi une véritable baisse intellectuelle et physique (voir lettres examinées par M. Lagriffe) ; enfin en 1892, la démence survient, nécessite l'internement, et la mort arrive un an et demi après au cours de crises épileptiformes, comme il est très fréquent de l'observer.

La maladie a donc eu sa durée habituelle qui est de quatre ou cinq ans au plus, et c'est là un nouvel avantage sur l'opinion de ceux qui admettent qu'elle a duré dix ans.

Mais, dira-t-on, Maupassant était un héréditaire.

Toute la difficulté de l'étude de la maladie de Maupassant résulte en effet, comme on l'a vu à plusieurs reprises, de ce fait que c'est une maladie qui survient chez un héréditaire et qu'à un moment donné, les symptômes de la dégénérescence se mêlent à ceux de l'infection surajoutée pour former, à eux tous ensemble le tableau clinique d'une méningo-encéphalite diffuse.

Mais M. Lagriffe, est bien forcé d'avouer que, dans cette longue période prémonitoire qu'il assigne à la paralysie générale de Maupassant, « toute la symp-« tomatologie psychique est dans les nuances[1] ». Or, voici un nouvel auteur, tout récemment, qui ne se contente plus, lui, de dix ans, mais auquel il faut bien treize ans de paralysie générale[2]. Ce simple exemple montre comme on peut aller loin chez un dégénéré de nuance en nuance.

Au surplus, dans la théorie, car ce n'est qu'une théorie, qui admet la longueur inusitée de la paralysie générale chez les héréditaires, n'apparaît-il pas immédiatement que les auteurs ont été en butte aux mêmes difficultés pour différencier les signes de la paralysie générale et les signes de la dégénérescence, et qu'il est fort possible qu'ils aient plus ou moins confondu les uns et les autres. Du reste, quand une paralysie générale dure dix ans, c'est presque dans tous les cas parce que son évolution est ralentie par des rémissions, c'est-à-dire par des périodes où le malade, déjà reconnu paralytique général, déjà interné souvent, reste dans

[1] *In* Lagriffe, p. 43.

[2] W. Lange, la Psychose de Maupassant *(Zentralblatt für Nervenheilkunde,* 1909).

un état stationnaire jusqu'au moment où la maladie reprend sa marche en avant.

Y a-t-il vraiment quelque chose de semblable dans le cas de Maupassant ?

Mais ni M. Lagriffe, ni M. Lange ne parlent de rémissions, car ils auraient été bien en peine d'en parler, et ainsi, pour eux, la maladie a suivi une marche progressive de dix ou treize ans pendant laquelle le cerveau de Maupassant a parcouru une longue courbe lentement descendante jusqu'à la démence.

Si la clinique n'est pas bien d'accord avec cette opinion, il n'est pas besoin d'ajouter que toute l'œuvre de Maupassant proteste contre une pareille interprétation. Car enfin, dire que Maupassant était paralytique général en 1880, c'est du même coup tenir un compte par trop minime d'une production littéraire de dix années, dont aucun volume n'est véritablement inférieur aux autres, qui révèlent tous au contraire une observation réfléchie, têtue, jointe à une précision et à une clarté de la phrase telles que tous ces livres demandent pour auteur un homme très consciencieux, très travailleur et très appliqué.

Et la paralysie générale n'a pas pour coutume de faire, semble-t-il, bon ménage pendant dix ans avec la puissance de travail, l'application obstinée et la clarté d'esprit qui furent justement les qualités extraordinaires de Maupassant. N'est-il pas bien plus simple et bien plus logique de s'en rapporter seulement aux faits qui crient de toute leur précision que l'année où l'on peut affirmer indiscutablement la paralysie générale, cette année-là Maupassant n'a plus écrit ?

Peut-être est-il possible, dans les livres de la dernière année, dans *Qui sait* par exemple, de trouver quelques signes avant-coureurs de la démence prochaine, mais la pathologie ne trouve vraiment son compte dans l'œuvre de Maupassant, que dans ces pages où l'auteur, avec une exactitude telle qu'elle devient scientifique, décrit ces états anxieux, impulsifs, obsédants, hallucinatoires, migraineux, qui relèvent tous de sa névrose.

Voici, d'autre part, un passage de la si intéressante étude de M. Lagriffe :

« La folie n'est bien souvent que l'exagération et « l'épanouissement des tendances naturelles anté- « rieures, surtout chez les individus assez fortement « dégénérés ; c'est là ce qui s'est produit pour Mau- « passant ; il s'achemina peu à peu vers la démence « paralytique, sans qu'il soit possible de préciser « l'époque exacte où sa folie commença... Guy de « Maupassant se révèle comme un neurasthénique et « un déprimé ; le fond de son humeur est triste ; il se « plaint de tous, de tout, de lui-même, de sa santé. « Et, chose curieuse..., il lui a manqué, bien qu'il le « cherchât toujours, d'observer avec impassibilité.

« Ceux qui, plus tard, après ce qu'on a appelé la « catastrophe, s'expliquèrent enfin la présence de « contes bizarres comme *le Horla*... n'ont cependant « observé là qu'une tendance qui se trouvait plus « qu'en germe dans « Joseph Prunier », le Maupassant « de 1875, qui signait... *la Main d'Ecorché*, son « premier conte [1].

[1] *In* Lagriffe, p. 15.

Ainsi, finalement, M. Lagriffe en arrive à notre conclusion et, pour lui, *le Horla* résulte de la tendance qui était déjà « plus qu'en germe » dans l'auteur de *la Main d'Ecorché.* En conséquence, la différence entre nous est plus apparente que réelle.

Maupassant fut donc mené à la démence par l'arthritisme qui prépara la voie par ses poussées congestives, résultant de l'auto-intoxication chronique en même temps que, paroxysmes migraineux, troubles digestifs constants, insuffisance des fonctions de la peau, rhumatismes, influenza, troubles circulatoires, vinrent ajouter leur action propre à celle de la diathèse. Voilà pour le terrain.

Ce terrain fut ensuite fécondé, si l'on peut dire, par l'action incessante des toxiques : éther, morphine, chloral et aussi par les excès intellectuels.

Enfin, la syphilis paracheva l'œuvre néfaste en finissant de mêler les lésions infectieuses de la démence paralytique aux lésions scléreuses prédisposantes de la diathèse antérieure.

Il est difficile d'aller plus loin et, malgré l'exemple des deux frères abattus par la même affection, de dire avec Max Nordau que la mort de Maupassant n'est que la terminaison « d'un sombre roman pathologique dont le début remonte dans son hérédité [1] ».

La question de l'hérédité névropathique est encore un sujet de discussions passionnées dans ses rapports avec la paralysie générale. Son influence est niée par les uns qui voient même dans l'hérédité névropathique

[1] *Vues du dehors.*

un préservatif contre le syndrome de Bayle ; elle est soutenue par les autres qui, avec Joffroy, ne craignent pas de dire qu'il faut être dégénéré pour faire de la paralysie générale. Peut-être, cependant, peut-on avoir une tendance à partager l'avis de Féré et à dire : « Les faits nombreux qui lient la pathologie à la téra- « tologie permettent de conclure que les défauts con- « génitaux sont les facteurs personnels les plus impor- « tants des maladies [1]. »

Faut-il se demander maintenant s'il existe des relations entre le génie de Maupassant et sa névrose ?

Il est certain, d'une part, que Guy de Maupassant doit être ajouté, lui aussi, à la liste où Lumbroso énumère les hommes de génie qui furent atteints de manifestations névropathiques.

Et il semble bien, d'autre part, que relève de son tempéramment névropathique cette sensibilité exquise qui, bien contrairement à l'opinion admise, fut le fond de sa personnalité et la cause de son pessimisme. Et cette sensibilité, cette facilité d'impression n'est-elle pas le fondement et la base nécessaire de tout talent et de tout génie ?

N'a-t-il pas semblé à Maupassant lui-même que c'est à elle qu'il dut sa supériorité intellectuelle ? « C'est « une faculté, écrit-il, rare et redoutable peut-être, « que cette excitabilité nerveuse et maladive de l'épi- « derme et de tous les organes, qui fait une émotion « des moindres impressions physiques et qui, suivant « la température de la brise, les senteurs du sol et la

[1] Féré, *Famille névropathique*, p. 27.

« couleur du jour, impose des souffrances, des tortu-
« res et des joies »[1].

Ainsi le génie est-il donc une névrose comme le vice et la folie? « Les aliénés, les criminels et les « hommes de génie apportent-ils donc en naissant « une excitabilité pareille qui les fait réagir en dehors « des règles psychologiques ordinaires et dont la spé- « cialisation n'est quelquefois déterminée que par les « circonstances extérieures[2] ? »

Ou bien, au contraire, doit-on dire avec Bajenow que les hommes de génie représentent une forme future hypertypique, mais encore incomplète de l'intelligence humaine, un essai imparfait de l'homme de demain[3] ?

Soit qu'on considère le génie comme le résultat du fonctionnement d'un cerveau plus évolué que normalement en certains points, mais d'autant plus incomplet sur d'autres, soit qu'on le tienne au contraire pour une forme particulière de la dégénérescence, il n'en est pas moins vrai que chez Guy de Maupassant nous trouvons d'une part, le génie, et d'autre part la névrose.

Mais si Maupassant dut son génie à sa névrose, il lui dut bien plus encore sa souffrance et sa mort.

C'est elle qui répondait : « Nous passerons les nuits ! « — Et la force ? — Nous prendrons du café ! — Et « l'inspiration ? — Nous boirons de l'absinthe[4] ! » conduisant ainsi Maupassant à tous ses fatals excès : excès de plaisir, excès de travail.

[1] *La Nuit.*

[2] Féré, *Famille névropathique*, p. 41.

[3] Bajenow, *loc. cit.*

[4] Alexandre Dumas fils, cité par Grasset, in *Thérapeutique du système nerveux.*

Cette compagne redoutable faisant vibrer ses sens de jouissances infinies et perverses, agitant devant ses yeux malades des images ignorées et emplissant ses oreilles de bruits inconnus, l'empêchait d'entendre la voix profonde qui disait : « Va, cervelle humaine, rends des pages, des phrases, « des lignes ; retourne-toi cent fois par jour ; fais des « évolutions sur toi-même ; gonfle-toi comme une « éponge ; pressure-toi comme « un citron, jusqu'à ce que tu te dessèches subitement, « que la folie te secoue comme un arbre dans la plaine, « que la paralysie survienne, que l'hébétation arrive « et que la mort termine tout[1] ! »

« Le mal profon de Maupassant, dit dans un même « ordre d'idées M. Maurice Talmeyr, n'était-il pas « aussi et peut-être surtout un mal moral ? N'était-ce « pas cette espèce de nihilisme mystique et de maté- « rialisme tourmenté qui mettait comme un vertige « suspect dans toute une partie de son œuvre[2] ? » Si les obsessions de Maupassant ont en effet leur fondement profond dans sa névrose, il n'en est pas moins vrai que les idées obsédantes de solitude, d'amour et de mort obsédèrent avant lui tous les grands esprits tourmentés de mystère et inquiets de la recherche des causes. Et Maupassant savait les conséquences redoutables de ce mal moral ! « Ceux qui succombent par le « cerveau, écrit-il, Heine, Baudelaire, n'ont-ils pas « été brisés par le même effort pour renverser cette « barrière qui emprisonne l'intelligence humaine[3] ? »

[1] *In* Grasset, *loc. cit.*
[2] *La Liberté (loc. cit.)*.
[3] *La Nuit*.

Mais, tendu néanmoins, à l'appel éblouissant de la nature, vers les jouissances de la terre, il disait, dans une phrase qui résume à la fois l'étude de son caractère et l'histoire de sa vie : « Quel lieu ce serait pour vivre « que cette terre où dorment les morts[1] ! »

[1] *Sur l'Eau*, p. 43.

CONCLUSIONS

I. — Il n'y a pas une épilepsie, il y a des épilepsies. Toutes les névroses à décharge sont des épilepsies. La migraine est une manifestation épileptisante dans le domaine sensitif au même titre que la crise convulsive dans le domaine moteur.

II. — Guy de Maupassant souffrit toute sa vie de migraines violentes et doit donc être rangé, de ce fait, parmi les épileptisants.

III. — C'est par l'action de la névrose qu'il faut expliquer les diverses manifestations physiques et mentales qu'il présenta pendant sa vie.

IV. — Guy de Maupassant mourut en présentant toutes les apparences cliniques du syndrome paralysie générale et la méningo-encéphalite diffuse fut, chez lui, amorcée d'abord par l'auto-intoxication normale des neuro-arthritiques (nutrition ralentie, poussées congestives, migraines); favorisée ensuite par des intoxications (éther, morphine, etc.), et enfin développée par des infections (syphilis, grippe, rhumatismes).

V. — Les premiers symptômes de la paralysie générale se montrèrent au cours de l'année 1890.

Lyon. — Imprimerie A. Rey et Cie, 4, rue Gentil. — 58278

www.ingramcontent.com/pod-product-compliance
Ingram Content Group UK Ltd.
Pitfield, Milton Keynes, MK11 3LW, UK
UKHW012210240726
13966UKWH00002B/679